CÓMO CUIDAN
LOS CHINOS
LA SALUD

AUTORA: WANG YOUZHENG

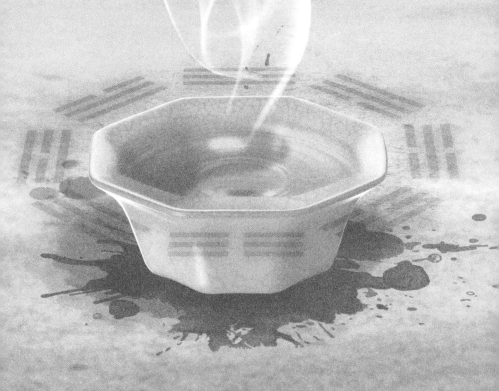

图书在版编目（ＣＩＰ）数据

中国人是如何养生的 : 西班牙文 / 王幼征著 . -- 北京 : 五洲传播出版社 , 2014.9
（2017.1 重印）
ISBN 978-7-5085-2885-4

Ⅰ . ①中… Ⅱ . ①王… Ⅲ . ①养生（中医）－西班牙文 Ⅳ . ① R212

中国版本图书馆 CIP 数据核字 (2014) 第 212745 号

出 版 人 ：荆孝敏
统　　筹 ：付　平

中国人是如何养生的（西班牙文）

著　　者 ：王幼征
责 任 编 辑 ：郑　磊
助 理 编 辑 ：姜　珊
装 帧 设 计 ：丰饶文化传播有限责任公司
出 版 发 行 ：五洲传播出版社
地　　址 ：北京市海淀区北三环中路 31 号生产力大楼 B 座 7 层
邮　　编 ：100088
电　　话 ：010-82005927，010-82007837
网　　址 ：www.cicc.org.cn，www.thatsbooks.com
承 印 者 ：北京浙京印刷有限公司
版　　次 ：2017 年 1 月第 1 版第 2 次印刷
开　　本 ：787x1092mm　1/16
印　　张 ：18
定　　价 ：128.00 元

AGRADECIMIENTO

Sinceros agradecimientos a algunos amigos chinos y extranjeros, así como a mis familiares, sobre todo a Juan Morillo, famoso novelista peruano; a Xulio Ríos, eminente especialista español en asuntos chinos e internacionales y a J.O. Fortuny Carreras, del Buró de Traducciones de China por su grande y generosa ayuda.

PREFACIO

La ciencia se desarrolló en ciertos aspectos de forma muy diferente en China y en Grecia......

no hubo un único y obligado modo de desarrollo de la ciencia,...... [1]

Según "Neijing del Emperador Amarillo", un libro que recopiló los conocimientos de los chinos de hace más de dos mil años sobre la vida humana y la medicina y que sigue sirviendo hoy como fundamento teórico de la medicina tradicional de

1. La "comparación entre la ciencia griega y la china", conferencia pronunciada por GEOFFREY E. R. LLOYD, profesor emérito de la Universidad de Cambridge, en Barcelona el 12 de marzo de 1999 en un coloquio organizado conjuntamente por la Societat Catalana d´Història de la ciència i de la Tècnica y la Societat Catalana d´Estudis Classics, filialesdel Institut d´Estudis Catalans.

China, el hombre forma parte del universo y funciona como un todo global, igual que el universo. Por lo tanto, las dolencias y enfermedades que padece una persona tienen que ver con su habitat, los cambios climáticos y el funcionamiento del conjunto de sus órganos y el tratamiento terapéutico que se da al paciente debe tener en cuenta el entorno, el clima y el funcionamiento de todo el organismo y tiene por objeto la recuperación del funcionamiento armonioso del organismo. Sobre la base de este enfoque holístico de la relación entre el hombre y el universo y del propio cuerpo humano, la medicina tradicional china fue desarrollando sus propias formas de diagnosis y terapéutica, diferentes a las de la medicina occidental. Además, pone particular énfasis en la conservación de la salud y considera que el mejor médico es el que enseña a su prójimo a conservar la salud antes de caer enfermo.

La medicina tradicional china perdió el tren de la modernización que arrancó en Occidente en el siglo XVI. En el siglo pasado se empezó a aplicar la ciencia y tecnología modernas en la investigación de esta rama de la medicina, pero el proceso es limitado y lento. En muchos casos se siguen usando infusiones, pastillas y píldoras preparadas con minerales y fragmentos de plantas y animales, sin saber cuál o cuáles elementos que incorporan son útiles ni haber demostrado su mecanismo de acción a pesar de su eficacia probada en la larga práctica.

Pero los defectos no eclipsan las virtudes. La medicina tradicional china da soluciones a algunos problemas de la salud de las personas para los que la medicina moderna no tiene respuesta satisfactoria. Además, sostiene que funciona en el cuerpo humano una red de canales por donde circula la energía vital. La aplicación de masaje, acupuntura o moxibustión sobre determinados puntos de estos canales ayuda a conservar la salud y aliviar y curar una serie de dolencias y enfermedades. La ciencia y tecnología modernas no han podido negar ni demostrar hasta hoy día la existencia de este órgano. La medicina tradicional china ha hecho valiosos aportes a la salud de nuestro pueblo y es uno de nuestros patrimonios culturales que debemos compartir con los otros pueblos del mundo.

Wang Youzheng, autora de este libro, trabajó en el Departamento de Español de Radio Internacional de China durante varias décadas y es una entusiasta convencida de las bondades de la medicina tradicional china. Su propia experiencia y los casos "milagrosos" que conoció personalmente le convencieron de la eficacia de la acupuntura y de la medicina tradicional en general para el tratamiento de muchas dolencias y enfermedades.

Para compartir sus conocimientos, Wang empezó a ofrecer en enero de 2001 a los oyentes de habla española de Radio Internacional de China un programa sobre la medicina tradicional que fue bien acogido y premiado en distintos ámbitos. A finales de 2005, Elena Wang se jubiló y, consecuentemente, abandonó este programa. Pero no por ello se enfrió su entusiasmo por difundir las virtudes de la medicina tradicional china. Siguió haciendo entrevistas con célebres especialistas de esta disciplina y tomando apuntes sobre recetas terapéuticas, algunas de las cuales pueden ser calificadas como "caseras", porque pueden ser aplicadas por el paciente a sí mismo en su propia casa. Hizo todos estos esfuerzos con el deseo de ofrecer una recopilación de entrevistas y apuntes sobre la medicina tradicional china a la gente de habla española. El resultado de sus persistentes esfuerzos es el libro que Ud. tiene en sus manos, producto de su coraje y generosidad y de la decisión de la Editorial Intercontinental de China de publicarlo.

El libro recoge una selección de entrevistas y apuntes elaborados por Elena Wang después de su jubilación y textos nuevamente redactados sobre la base de algunos programas que realizó cuando trabajaba en el Departamento de Español de Radio Internacional de China. Todos estos materiales se refieren a distintos aspectos de la medicina tradicional china, desde su base teórica hasta recetas para cuidar la salud. Todos están escritos en un lenguaje inteligible para personas no especializadas. Su amenidad ayudará a los lectores a acercarse a la medicina tradicional china y a beneficiarse de ella.

Cui Weiben

Beijing, 12 de diciembre de 2013

SOBRE LA AUTORA

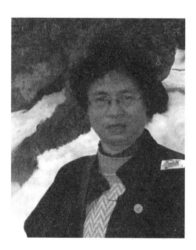

La creación de una obra, por discreta que sea, no puede partir nunca de cero. La precede mucho estudio, mucho trabajo y a veces vivencias emocionantes.

Wang Youzheng, Elena Wang, nacida en 1945 en la provincia de Jiangsu, China, aprendió sus primeras letras de español en la Escuela de Pepito Mendoza La Habana, Cuba, entre 1964 y

1966. De regreso a su país, trabajó en una escuela secundaria situada en una zona montañosa. En 1972 fue admitida en la Radio Internacional de China (CRI, siglas en inglés), donde también aprendió el idioma quechua y trabajó en el Departamento de Quechua hasta 1980. Más tarde, trabajó en el Departamento de Español hasta que se jubiló a fines de 2005. Por sus esfuerzos y éxitos en el trabajo, recibió varios premios y fue enviada a la Universidad de La Habana para mejorar su español y desarrollar la carrera profesional de periodismo desde finales de 1988 hasta abril de 1990. En 1992, tuvo ocasión de asistir al curso de Locución y Redacción Radiofónica a nivel superior en el Centro de Formación de Radiotelevisión Española.

Durante sus más de 30 años en CRI, organizó y dirigió diversos programas, tales como Vida Cultural, China Construye, Proverbios Chinos, Carta de Beijing, Arte Culinario Chino, Microcosmos de China y "Consejos para la Vida y la Salud" partiendo de la medicina tradicional china.

Al iniciar el programa de "Consejos para la Vida y la Salud", encontró muchas dificultades, advirtiendo de motu propio que la medicina tradicional china de por sí es muy compleja y algo misteriosa; en particular, sus términos y dichos son muy difíciles de traducir al español, por lo cual el trabajo le resultó arduo y laborioso. Sin embargo, en las entrevistas mantenidas con célebres especialistas en la medicina tradicional china se dió cuenta de lo atractivo y sobresaliente de esta medicina milenaria, lo cual explica su gran interés, que pervive hasta hoy día. La curiosidad y la vocación de servicio le inspiró el amor por esta antigua ciencia médica. Por lo tanto, concentró toda su energía en el programa superando todas las dificultades. Y lo hizo durante seis años consecutivos. Así, el programa resultaba cada vez más exitoso y era muy bien acogido por los oyentes hispanohablantes.

Muchos de ellos le dispensaban comentarios favorables, creyendo que era una doctora titular en medicina.

Una vez jubilada, no dejó de dedicarse a la medicina tradicional china ni se olvidó de sus amables oyentes, compilando los contenidos de su programa favorito en el libro titulado "¿Cómo cuidan los chinos la salud?", como aportación personal a todos los pueblos hispanohablantes.

A LOS LECTORES

¿Cómo cuidan los chinos la salud? no sólo es el título de este libro sino una pregunta que muchos amigos extranjeros formulan a causa del aumento de su interés por conocer los distintos aspectos de la vida de los chinos en vista de los notables cambios operados en las últimas décadas en China. La mayoría de los posibles lectores de este libro viven al otro lado del hemisferio en que se encuentra mi país y, probablemente, conocen poco a los chinos o tienen una visión algo confusa de su modo de vida, de su trabajo, de su cultura, de sus hábitos y costumbres, e incluso de su forma de conservar la salud. Precisamente, este libro intenta, en alguna medida, responder esta última inquietud.

A lo largo de más de 5 mil años, los chinos han vivido y se han multiplicado apoyándose, entre otras creaciones culturales milenarias, en su medicina tradicional. Muchos lectores conocen, por ejemplo, la acupuntura y el Wushu (las artes marciales). En 2010, la acupuntura fue catalogada por la ONU como "Patrimonio Cultural Inmaterial de la Humanidad" y las artes mariciales, por lo menos en su aspecto deportivo, son conocidas y practicadas en todo el mundo. Sin embargo, las dos manifestaciones culturales constituyen también una parte de la medicina tradicional china.

¿Qué es la medicina tradicional china? Se puede decir que es una ciencia que cuenta con un sistema teórico y una serie de métodos y principios profundos y compejos.

Con el fin de ayudarles a ustedes a comprender esta rama de la medicina universal, para muchos un tanto misteriosa, hice una entrevista a un joven norteamericano, Christopher E. Kanger, con quien, para mi sorpresa, coincido en muchas apreciaciones y criterios.

Según él, "la medicina tradicional china es totalmente diferente a la medicina occidental, tanto en sus fundamentos teóricos, como en sus métodos de diagnosis y terapia. Para la occidental, resulta muy difícil comprender la existencia de canales en el organismo y el equilibrio de las fuerzas contrarias, el Yin y el Yang. Del mismo modo parece simple y elemental el diagnóstico a través del pulso. Aún más: es totalmente incomprensible lo que se llama en la medicina tradicional china la "concentración de la energía en una parte del cuerpo mediante la respiración" y otras cosas por el estilo.

La medicina china ha logrado consolidar sus leyes y principios con la constante búsqueda y práctica a lo largo de miles de años. Es una irreemplazable medicina alternativa, que al curar una serie de enfermedades y proporcionar indicaciones para mantener la buena salud, ha ganado prestigio y confianza entre muchos pacientes. Por ejemplo, su increíble eficacia para el tratamiento de ciertas enfermedades ha generado en mí una enorme confianza en ella y por eso rechazo tajantemente la afirmación de algunos que sostienen que es una simple práctica de curanderismo o de brujería y que, por tanto, es insegura.

Recuerdo que hace algunos años, en el Occidente era difícil aceptar las virtudes curativas del masaje, de la acupuntura, de las infusiones hechas de plantas y raíces. Pero, ahora, luego de conocer poco a poco la milagrosa eficacia de la medicina tradicional china, un número creciente de personas del mundo occidental empieza a confiar en ella.

La medicina china concede especial importancia a la prevención y al cuidado de la salud, tratando de mantener el equilibrio del organismo, el aumento de la capacidad inmunológica, etc. mediante medicamentos específicos y alimentos medicinales."

En China, sobre todo en Beijing, hay numerosos maestros médicos de diversas escuelas y cada escuela cuenta con sus propias características y virtudes. Esta concentración de médicos y tendencias de la medicina china en Beijing se debe a que la ciudad fue la capital imperial de varias dinastías.

En la actualidad, para prevenir y curar enfermedades, los chinos gozan de una ventaja: utilizan, en forma integrada, la medicina china y la occidental. Es un nuevo sistema de atención médica que eleva el nivel de diagnóstico y curación de las enfermedades.

Este libro, además de tocar temas sobre la terapia alimentaria, de contar cuentos históricos y leyendas, de referir aspectos del tratamiento psicológico de los antiguos chinos, contiene más de diez entrevistas hechas tanto a maestros de la medicina tradicional china como especialistas de la occidental, todos con ricas experiencias clínicas. Ellos no solo hablan de la larga trayectoria de la medicina china sino también de la curación y prevención de enfermedades frecuentes y comunes. En la parte final del libro, el acupuntor, doctor Ji Dianshun, y su hija, nos hacen una sencilla demostración de masoterapia, siguiendo el criterio de los puntos acupunturales, un gesto muy generoso de su parte en beneficio de una salud estable y buena.

Queridos lectores: es obvio que, para gozar de la vida a plenitud, es necesario tener una buena salud. Así dice la sabiduría popular: si no hay salud, no hay felicidad; si no hay felicidad, no hay amor; si no hay amor, no hay ganas de vivir. Deseo que este libro tenga una utilidad práctica para ustedes y sus familiares.

Y permítanme cerrar esto, con una petición sincera a todos ustedes: a cuidar la salud a fin de que puedan disfrutar del amor y de todas las cosas buenas de la vida.

Además les ofrezco cuatro caracteres chinos cuyo significado invita a cuidar la salud con sabiduría, tema central de este libro.

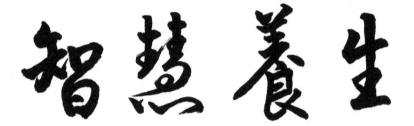

COMENTARIOS DE ALGUNOS OYENTES SOBRE EL PROGRAMA "CONSEJOS PARA LA VIDA Y LA SALUD", BASE DEL PRESENTE LIBRO

En enero de 2001, cuando yo trabajaba en el Departamento de Español de Radio Internacional de China creé el programa semanal "Consejos para la Vida y la Salud". Después de salir al aire, muchos oyentes expresaron, por distintas vías, su vivo interés por este segmento, ya que su temática estaba relacionada con la medicina tradicional china. He escrito este libro "¿Cómo cuidan los chinos su salud?", basándome precisamente en ese programa, organizándolo, complementándolo y redactándolo de nuevo.

Los mensajes y comentarios de los oyentes me servían de estímulo y apoyo para mi trabajo. A todos ellos les estoy agradecida y conservo su correspondencia y sus e-mail como un hermoso recuerdo.

Por ejemplo, en calidad de periodista y productora del programa, entrevisté a Zhang Ruizhi, doctora y ex jefa de la Sección de Medicina Tradicional China del Hospital del Grupo Siderúrgico "La Capital" y le pregunté cómo se curaba el resfriado con remedios de la medicina china. Después de emitir este reportaje, recibimos muchas cartas y e-mails de los oyentes. Pongo unos ejemplos:

El oyente cubano, Yunier Ochoa Mármol, nos dijo: "Debido a los cambios de temperatura que hay en mi país, un día hace frío y otro calor, y ahora estoy con un resfriado tan fuerte que casi no puedo hablar; pero bueno pronto pasará, estoy practicando lo que escuché en el programa *Consejos para la Salud* para quitar un resfriado. Este espacio es muy bonito, muy útil e interesante pues nos enseña cómo tratar las enfermedades con la medicina tradicional china. Me gusta mucho este espacio."

El oyente venezolano Julio Trenard envió un mensaje por e-mail: "Los Consejos para la Vida y la Salud son buenísimos, fíjense que me preparé uno de los remedios, el de jengibre, cebolla y azúcar negro y me dio muy buenos resultados."

La oyente peruana, Manuela Milene Vásquez Serrano, mandó el mensaje al Departamento de Español: "Agradezco a Radio Internacional de China por brindarnos la oportunidad de conocer una parte de la medicina tradicional y, al mismo tiempo, felicito a la productora Elena Wang por la extraordinaria conducción del programa. Los consejos y aplicaciones prácticas que nos ofrecen nos ayudan a recuperar y conservar mejor nuestra salud. ¡Gracias! Les comento que en mi hogar hemos puesto en práctica algunos de vuestros consejos como los referidos a curar resfriados, para mantener la línea y la dieta para la longevidad, obteniendo óptimos resultados."

El oyente español José Luis Corcuela dijo en su carta: "De lo escuchado, para mí, lo más novedoso es el espacio * Consejos para la Vida y la Salud*. En la onda corta nunca escuché un espacio similar; además, los consejos de la milenaria medicina tradicional china pueden sernos de mucha utilidad."

Robert Rodríguez, nuestro fiel oyente venezolano, nos comenta sobre nuestra programación, especialmente sobre el espacio de la señora Elena Wang. Dijo: "Yo todas las noches los escucho y son muy interesantes, informativos, actualizados y dan a conocer China y sus culturas. Les hago sabcr con mucho cariño que me gusta mucho su programa *Consejos para la Vida y la Salud*. Sus contenidos son muy buenos, prácticos y ayudan mucho a cuidar la salud. Todos sus programas me gustan y por eso no dejo de escucharlos".

Hugo Manuel Manteiga, oyente argentino, también hizo llegar a la Radio su saludo y preocupación en un e-mail especial para la productora Elena Wang, con quien le gustaría ponerse en contacto.

Recuerdo aún que Alexander Rodriguez, oyente colombiano, nos dijo en su mensaje por e-mail: "Estoy próximo a tener mi primer hijo y mi esposa cree mucho en la medicina tradicional china. Por eso, me gustaría que trataran los temas de salud en relación con los embarazos, gestación y cuidados para la madre y los bebés, ¡Mil gracias!" Para atender esta petición entrevistamos especialmente a la subdirectora del Hospital de Ginecología y Obstetricia de Beijing hablando de este tema.

Nuestra oyente mexicana, Juana Idalia Lara, nos dijo también en un e-mail que le gustaría que se tratasen en nuestro programa los avances de la medicina china.

Hasta aquí los comentarios. Son tantos que no puedo reproducirlos todos. Quisiera aprovechar esta oportunidad para reiterar mis sinceros agradecimientos a los oyentes por su valiosa atención y les deseo a ellos y sus familiares buena salud y mucho éxito.

Índice

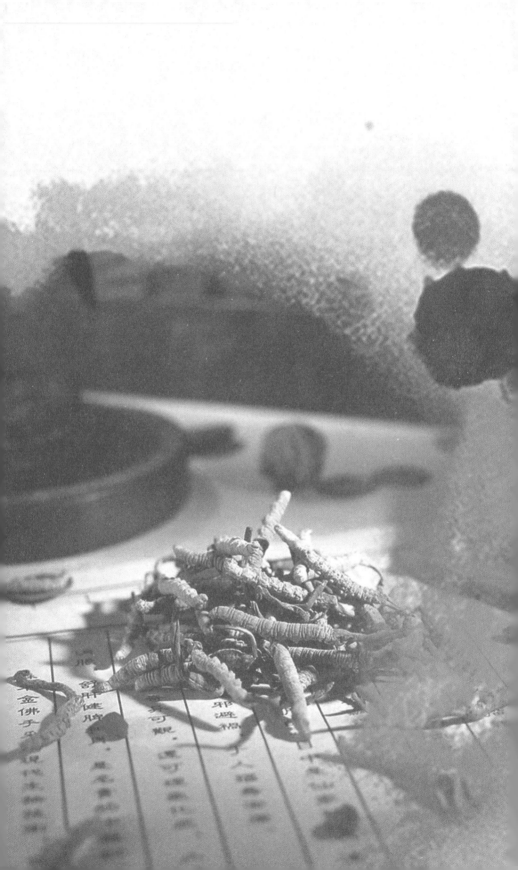

INTRODUCCIÓN A LA MEDICINA TRADICIONAL CHINA (MTCH)

BREVE PRESENTACIÓN DE LA MEDICINA TRADICIONAL CHINA

La medicina tradicional china, como muchos saben, cuenta con leyes y concepciones propias que, en conjunto, forman un sistema unitario capaz de emplear, con probada eficacia, procedimientos y métodos diversos, tanto en la etapa del diagnóstico de enfermedades como en la de su tratamiento. Incluso tiene sus propios principios de prevención. Todo esto, como es de suponer, es el resultado de la práctica constante, del estudio y la reflexión, así como de la observación y de la experimentación a través de miles de años. Es, por eso, una ciencia de larga y fructífera evolución.

VISIÓN GENERAL DE LA MEDICINA TRADICIONAL CHINA

La medicina tradicional china concentra los aportes hechos, en este campo, por las diversas etnias que conforman la Nación China, la mayor y principal de las cuales es la de los Han. En este contexto, cabe señalar la notable contribución hecha por otras etnias como la Tibetana, la Mongola, la Uygur, etc., y cabe remarcar también que el núcleo principal de la medicina tradicional china está constituido por los aportes de los Han, debido a su privilegiada tradición cultural, a su historia milenaria y a su condición de eje principal de la Nación China, con una población abrumadoramente mayoritaria. Fue en el siglo XIX, cuando, después de la difusión de la medicina occidental en China, la medicina de los Han adoptó el nombre de "medicina china", a fin de distinguirla de la foránea.

La etnia de los Han, más que ninguna otra, fue quien forjó, a través de milenarias experiencias y de formulaciones teóricas, lo que se conoce hoy en el mundo como medicina tradicional china.

Su origen se halla en la misma área del nacimiento y desarrollo de la Nación China: la cuenca del Río Amarillo. Para llegar a ser lo que es hoy, una ciencia con sus principios y sus métodos propios tuvo que pasar por una evolución de siglos, prosperando en unas dinastías imperiales, estancándose en otras, y en otras diversificándose en escuelas. En ese largo proceso, hubo eminentes médicos que la prestigiaron para siempre.

En los rasgos primitivos de la escritura china, grabados en huesos de animales o en caparazones de tortuga, descubiertos en la dinastía Shang, hace más de 3000 años, había anotaciones sobre la medicina, la asistencia médica y la sanidad pública, incluso referencias a más de 10 tipos de enfermedades. Por otro lado, se sabe que, a partir de la dinastía Zhou, (1100 antes de nuestra era a 221 antes de nuestra era), comenzó a utilizarse varias formas de terapia, como la acupuntura, la preparación de pócimas con plantas y otras substancias medicinales, hacer operaciones, el uso de los cuatro métodos fundamentales del diagnóstico: la observación, el olfateo, el interrogatorio y el pulso. En la época de las dinastías Qin (221 antes de nuestra era a 206 antes de nuestra era) y Han (206 antes de nuestra era a 220 de nuestra era), ya se conocía el *"CLÁSICO DE MEDICINA INTERNA DEL EMPERADOR AMARILLO o HUANG DI NEI JING* (《黄帝内经》)", una gran obra famosa en el mundo por la solidez de sus conceptos y teorías sobre medicina. Es una antigua obra clásica que tiene vigencia, incluso, en la actualidad. En el libro *TEORÍA SOBRE FIEBRE TIFOIDEA Y OTRAS ENFERMEDADES COMPLICADAS Y DIFÍCILES* (《伤寒论及疑难杂症》), escrito por Zhang Zhongjing, se exponen, en forma clara y sistemática, los métodos de la diagnosis y los principios en que sustenta la terapia de muchas enfermedades difíciles, brindando, con ello, una base para el desarrollo de la práctica medicinal. La cirugía durante la dinastia Han (206 antes de nuestra era a 24 de nuestra era) había alcanzado un alto nivel. Según las referencias existentes en la "Historia de los Tres Reinos", Huatuo, un renombrado médico de esos tiempos, ya operaba utilizando una anestesia general llamada *MA FEI SAN* (《麻沸散》).

Durante la época comprendida entre el siglo III y el X de nuestra era la auscultación del enfermo tomándole el pulso alcanzó una enorme notoriedad por su precisión en la detección de las enfermedades. La obra *TRATADO SOBRE EL PULSO* (《脉经》), escrita por Wang Shuhe, en la que reseña 24 tipos de pulso no solo alcanzó una gran repercusión en el ámbito de la medicina china sino que también llamó la atención de los estudiosos de la medicina en el extranjero. Era la época en que las diversas ramas de la medicina tradicional china habían logrado una gran evolución. *ESTUDIOS SOBRE ACUPUNTURA Y MOXIBUSTIÓN* (《针灸甲乙经》), así como *BAO PU ZI* (《抱朴子》) y *ZHOU HOU FANG* (《肘后方》), son libros clásicos sobre estas dos formas de terapia de nuestra medicina; en cuanto a la elaboración de medicamentos, una de las obras más reputadas es *TEORÍA DE LEI SOBRE PREPARACIÓN DE MEDICAMENTOS* (《雷公炮炙论》). Por su parte, la cirugía tiene, en el *LIU JUAN ZI KUI YI FANG* (《刘涓子鬼遗方》), su libro de oro. Luego, hay una obra esencial denominada *TEORÍA SOBRE EL ORIGEN DE LAS ENFERMEDADES* (《诸病源候论》). La pediatría cuenta con un importante libro: *TRATADO SOBRE EL CEREBRO* (《颅囟经》), lo mismo que la farmacopea tiene el suyo, *NUEVO DICCIONARIO DE PLANTAS MEDICINALES* (《新修本草》), que es, además, el primer recetario del mundo. Por otro lado, una de las obras más importantes de la oftalmología es el *YIN HAI JIN WEI* (《银海精微》). También se pueden mencionar, por su importancia, otros libros, como *COMPILACIÓN DE RECETAS DE ORO* (《千金要方》), de Sun Simiao, renombrado médico de la dinastía Tang y *RECETAS SECRETAS DE WAITAI* (《外台秘要》) de Wang Dao.

HISTORIA DE LA MEDICINA TRADICIONAL CHINA

En la historia china se circulaba una leyenda: " Shen Nong (un famoso médico antiguo) probó 100 plantas; y un día, encontró venenos de 70 tipos." Esta leyenda refleja un proceso duro del descubrimiento de las medicinas y de la acumulación de sus experiencias en la lucha del pueblo chino contra la naturaleza y las enfermedades en la antigüedad; también es una descripción real de que la medicina tradicional china se orige en la producción.

Durante las dinastías de Xia, Shang y Zhou (al final del siglo 22 antes de nuestra era a 256 antes de nuestra era), ya surgió el vino medicinal y las infusiones en China. *EL LIBRO DE CANTOS O EL LIBRO DE POEMAS* (《诗经》) de la dinastía de Zhou Oeste (11 siglo a 771 antes de nuestra era) es un libro más temprana sobre las plantas y substancias medicinales, registrado en los documentos existentes. *En CLÁSICO DE MEDICINA INTERNA O NEI JING* (《内经》), obra más temprana sobre la teoría de la medicina tradicional china en el registro hasta ahora, se formuló muchas importantes doctrinas, por ejemplo:" Calentar a los que se siente fríos y eliminar el calor a los que tienen fuegos interiores.". Las cuales asentaron una base para la teoría fundamental de la medicina tradicional china.

CLASES DE HIERBAS DE SHEN NONG (《神农本草经》), es una obra más antigua sobre la farmacología de nuestro país, seleccionada y sintetizada por numerosos médicos de las dinastías Qin y Han (221 antes de nuestra era a 220 de nuestra era), inspirando en los abundantes datos y referencias farmacéuticas. Este libro incluye 365 clases de medicinas que se utilizan hasta ahora en la práctica medicinal. Su publicación marcó la formación inicial de la medicina tradicional china.

La próspera económica de la dinastía Tang (618 de nuestra era a 907 de nuestra era) promovió el desarrollo de la farmacología de la medicina tradicional china. El gobierno de la dinastía Tang terminó la labor sobre la redacción y modificación de la primera enciclopedia de medicina del mundo que se titula *MATERIA MÉDICA DE TANG* (《唐本草》). Todo el libro incluye 850 clases de medicina y añade colección de láminas, perfeccionando aún más la farmacología de la medicina tradicional china.

Hasta la dinastía Ming (1368 de nuestra era a 1644 de nuestra era), Li Shizhen, famoso farmacéutico concluyó la gran obra de la medicina china titulada *COMPENDIO DE MATERIA MÉDICA* (《本草纲目》) durante 27 años. Todo el libro cuenta con 1892 clases de medicina, llegando a ser una obra más grande en la historia de las plantas y substancias medicinales.

Después de la fundación de la República Popular China en 1949, se realiza las investigaciones en muchas ramas tales como la botánica, la química, la farmacología y la práctica medicinal, proporciona pruebas científicas para definir el origen de la medicina, juzgar lo verdadero y lo falzo de la medicina y exponer la función y el mecanismo de la medicina. Sobre la base de la investigación general del origen de la medicina realizada en todo el país, se redactó en 1961, *HIERBA MEDICINAL CHINA* (《中药志》) de todo el país y de los diversos lugares. En 1977, con la publicación de la *ENCICLOPEDIA DE LA MEDICINA TRADICIONAL CHINA* (《中药大辞典》), la cifra del registro de la medicina china alcanza 5767 clases. Al mismo tiempo, se publican sucesivamente los libros de consulta de distintos tipos sobre la medicina china, las numerosas obras de diversos lugares sobre las plantas medicinales, así como los periódicos, las revistas pertinentes. Además, se establecen los diversos órganos de investigación, de enseñanza y de producción sobre la medicina tradicional china.

TEORÍAS BÁSICAS SOBRE LA MEDICINA TRADICIONAL CHINA

La evolución de la medicina tradicional china ha seguido un avance racional y coherente gracias a las leyes y principios de su concepción teórica. Resulta un poco difícil resumir esto; pero, voy a proporcionarles algunas ideas básicas. Para la medicina tradicional, la salud no solo es el equilibrio interno del organismo sino también la armonía entre éste y el medio. Por eso, es importante conocer los elementos reguladores de nuestro organismo, los factores que lo desestabilizan y el principio de que nuestro organismo está surcado por canales por donde circula la energía vital en forma de una corriente que concentra dos fuerzas contrarias: la positiva y la negativa. Siguiendo estos conceptos, en la medicina tradicional china resultan imprescindibles los conceptos del Yin y el Yang, el Yunqi, la doctrina sobre la manifestación visceral, los canales, los 5 elementos: el agua, el fuego, la madera, los metales y la tierra.

El Yin y el Yang son conceptos que pertenecen a la antigua filosofía china, según la cual, las leyes del universo se regían por este principio dialéctico de la lucha de contrarios. La medicina tradicional china utiliza esta contradicción dialéctica del Yin y del Yang para exponer las relaciones dialécticas entre lo de arriba y lo de abajo del organismo; entre lo interior y lo exterior, entre la vida y los eslabones con la naturaleza y el medio social, etc. El equilibrio entre el Yin y el Yang mantiene y asegura el funcionamiento orgánico; su desequilibrio y perturbación producen la enfermedad.

El Yunqi, también llamado Wuyun y Liuqi, es una disciplina de la medicina tradicional china que explica las influencias benéficas y maléficas de la astronomía, la meteorología y los cambios del clima sobre el organismo, es decir, lo que proporciona salud y lo que causa enfermedad. En el Wuyun (Wu significa cinco), se hallan cinco elementos: el oro, la madera, el agua, el fuego y la tierra. En el Liuqi (Liu significa seis), hay seis elementos: el viento, el frío, el calor, la humedad, la sequedad y el fuego presentes en las 4 estaciones del año. En el Yunqi, además, se calcula el cambio del clima y la regularidad con que se presentan las enfermedades, de acuerdo con las cifras del calendario astronómico.

MÉTODOS DE DIAGNÓSTICO DE LA MEDICINA TRADICIONAL CHINA

El diagnóstico es otro asunto en el que la medicina tradicional china ha conseguido notables peculiaridades.

Los médicos, recurren a medios que, a simple vista, parecen elementales. Esos medios son la observación visual del enfermo, la utilización del olfato y del tacto, así como el empleo de recursos como la conversación con el paciente y la indagación, por otras fuentes, acerca de la enfermedad. Todo esto --que se puede resumir en cuatro procedimientos: la observación, la auscultación, el interrogatorio y el tacto--, quiere decir que el diagnóstico solo es posible luego de conocer plena y sistemáticamente el mal. Cabe señalar que los cuatro procedimientos señalados constituyen áreas específicas que le exigen al médico un gran dominio, obtenido con un estudio profundo y una práctica intensa.

La observación visual del enfermo, como parte del proceso del diagnóstico, se hace partiendo del criterio de que existe una estrecha relación entre el funcionamiento orgánico y el aspecto exterior del ser humano. De acuerdo con esto, cualquier cambio producido en el comportamiento fisiológico de los órganos, se refleja en el aspecto exterior del individuo, ya en el semblante, ya en los gestos, ya en el color de la cara y de la lengua, etc. En general, los cambios se pueden percibir en cualquiera de los cinco sentidos.

Para un médico chino, es sumamente importante no solo oler las exhalaciones del cuerpo del paciente, incluso sus deyecciones, su saliva, su flema, etc., sino también el olor del lugar donde permanece, es decir, su habitación, pues allí se hallan, flotando, las emanaciones de su cuerpo, de su respiración, de sus gases.

El interrogatorio es otro aspecto importante del diagnóstico. Hábilmente orientado, puede obtener una información clave sobre todos los asuntos relacionados con la enfermedad, incluso, los colaterales, como sucesos de la vida cotidiana, ambiente laboral, hábitos alimenticios, relaciones conyugales, etc. Luego, hay otro destacado procedimiento --escuchar la voz del paciente, su respiración, su tos, los ruidos de sus órganos-- que conduce a percibir las alteraciones producidas en la fisiología de su organismo.

En el proceso del diagnóstico, hay un procedimiento muy conocido en el mundo: el uso del tacto, que permite averiguar, a través del pulso, las características del mal. En la medicina tradicional china, detectar los males tomando el pulso exige un gran conocimiento de la fisiología del aparato nervioso y circulatorio. El médico no solo palpa con la yema de los dedos la muñeca del paciente sino también algunas partes del cuerpo.

RECURSOS DE LA MEDICINA TRADICIONAL CHINA

La medicina china es un material medicinal elaborada en forma peculiar y tradicional para prevenir, hacer diagnóstico y curar las enfermedades. La mayoría de los medicamentos chinos son naturales porque se utiliza plantas, hierbas, animales, minerales, etc. Muy pocos medicamentos se elabora con material químico o biológico.

Gracias a la vasta extensión territorial, geografía complicada y variado clima de China, se forma diferentes medios ambientes biológicos, proporcionando buenas condiciones para el crecimiento de diversas plantas medicinales. Hasta el momento, en China se ha explotado más de 8.000 clases de plantas medicinales, entre ellas, más de 600 son más usuarias. En las variedades y la cantidad de las plantas medicinales China ocupa el primer lugar del mundo. Además de satisfacer las necesidades del país, la medicina china también exporta a más de 80 países y regiones, gozando de elevado prestigio internacional.

APLICACIONES DE LA MEDICINA TRADICIONAL CHINA

Las aplicaciones de la medicina china, que tienen una historia milenaria, desempeñan un importante papel para la prosperidad de Nación China; hasta hoy, siguen ocupando una importante posición en la salud pública de los chinos. La teoría y las experiencias de la práctica sobre la medicina tradicional china se caracterizan por la cultura china. Debido a su origen natural, la mayoría de la medicina china tienen pocos efectos secundarios. Por otra parte, un medicamento puede curar varias enfermedades por componer de varias substancias. La receta de la medicina china, compuesta por diversas plantas, hierbas y sustancias animales, en forma racional, puede curar las enfermedades complicadas, aumentar la eficacia y disminuir el efecto secundario.

El uso de la medicina china está sobre la base de la teoría de farmacología de la medicina tradicional china. La eficacia de la terapia de la medicina china se depende de sus propios carácteres medicinales. Los cuales comprenden principal mente "Siqiwuyun", "shenjiangfuchen", " guijing" y venenosidad.

Para usar la medicina con seguridad, se debe dominar bien los conocimientos básicos tales como la compatibilidad, la contraindicación, la dosis de substancias medicinales, los métodos de tomar y la elaboración. La compatibilidad es seleccionar una substancia o varias substancias en una receta según las diferentes necesidades y las diferentes carácteres medicinales. La contraindicación incluye principalmente la incompatibilidad y las contraindicaciones para el embarazo, el alimento y los síntomas. La dosis incluye la cantidad del medicamento con una substancia y la cantidad de medicamentos bien elaborados así como el porcentaje de todas las substancias de una receta.

TENDENCIAS DE DESARROLLO DE LA MEDICINA TRADICIONAL CHINA

En cuanto a las tendencias principales de las investigaciones ulteriores sobre la medicina tradicional china, en la producción de los materiales medicinales, al continuar las experiencias de la producción tradicional, se debe fortalecer el cultivo y la selección de semillas, por ejemplo, las investigaciones sobre irradiar las semillas con isótopo y sobre las obras biológicas; además, se debe fortalecer la introducción y el cultivo de los materiales medicinales silvestres como regaliza, Huangqing, Chaihu que se necesita una gran cantidad en el consumo, así como más de 20 materieles medicinales importados de otros países; sobre todo se debe hacer las investigaciones sobre la prevención de la degeneración de semillas y fortalecer las investigaciones de nuevos recursos y el trabajo sobre la explotación.

ACUPUNTURA

La acupuntura, antes solo una modalidad del tratamiento, es ahora una rama muy importante de la medicina tradicional china. Desde su descubrimiento en la antigüedad de China, ha venido evolucionando de forma progresiva hasta convertirse en un sistema que tiene sus propios fundamentos teóricos, su propia área de aplicación, sus propios métodos de investigación y de uso terapéutico y su propio instrumental médico. La acupuntura y la moxibustión, una modalidad que consiste en aplicar agujas en los puntos nerviosos o en vez de agujas, utilizar moxas, elementos calientes o mechas encendidas, tienen todas las características de una disciplina científica que cuenta con leyes y principios que permiten el estudio y la investigación.

La historia de la acupuntura tiene, como muchos de los valores tradicionales de China, una milenaria trayectoria. En algunos libros antiguos, se refiere la existencia de esta modalidad de tratamiento y se dice que el instrumento primitivo que utilizaba era el Bianshi, elaborado en piedra.

De acuerdo con estas referencias y con los descubrimientos realizados por los arqueólogos chinos, el Bianshi apareció como instrumento médico en la época del neolítico, hace aproximadamente 7,000 años. En una dinastía denominada " Período de Primavera y el Otoño, que se extendió entre el año 770 y el 476, antes de nuestra era, la práctica de la medicina logró su autonomía, al separarse del yugo de la religión y de la brujería. La consecuencia más inmediata de esto fue la aparición de personas que ejercían el oficio de curar enfermedades.

Según anotaciones de una famosa obra titulada

CHUN KE ZUO SHI ZHUAN (《春科左氏传》) de aquellos tiempos en la que se hace referencia a muchos aspectos de la acupuntura, cuando un distinguido médico llamado Yi Huan (医缓) hizo diagnóstico para Jin Jinggong (晋景公), Rey de Reino de Jin, decía que "si una de estas personas no sabe incrustar con precisión las agujas en los puntos acupunturales o no consigue esta misma precisión al aplicar las moxas y, por último, si esta persona no acierta a recetar al paciente las medicinas adecuadas, más vale que se retire de inmediato del oficio de curar"

Del Período de los Reinos Combatientes a la dinastía Han del Oeste, hace más de dos mil quinientos años, el avance en el dominio de la técnica en la fundición hizo posible que se reemplazara el instrumento de piedra por el de metal, en forma de aguja, cuyo uso alcanzó una gradual pero rápida difusión., lo que significó, obviamente, un notable impulso en el desarrollo de la acupuntura como una eficaz terapia. Unos dos o tres siglos más tarde, en las épocas de la dinastía Han del Este y de los Tres Reinos, surgieron muchos médicos con un gran dominio de la acupuntura. Uno de ellos, Huang Pumi, escribió una obra en dos tomos, titulada "Estudios sobre

Acupuntura y Moxibustión". Es un tratado sobre la acupuntura, que aparece ya como una disciplina que cuenta con un sistema completo.

Unos siglos más tarde, en el período que va de la dinastía Jin del Oeste y del Este y a la del Sur y Norte, que llega a su fin en el siglo VI, se escribió un considerable número de obras especiales sobre acupuntura, cuya práctica se difundió tanto, que fue introducida, entre otros países, en Corea y Japón.

Durante el período de las dinastías de Sui y Tang, entre los siglos VI y X, la acupuntura se convirtió en una rama de la medicina tradicional China. Así, en el Instituto de Enseñanza de Medicina de entonces, se abrió una escuela especial para el estudio de la acupuntura. A partir de entonces, tanto su desarrollo como su difusión alcanzaron niveles sorprendentes. En el siglo XVI, la acupuntura llegó a Europa. Luego, hubo un período de estancamiento hasta comienzos del siglo XX, época en que la revolución del doctor Sun Yatsén puso fin al régimen de los Qing, la última dinastía imperial de China. Tal estancamiento se debió al hecho de que los médicos dejaron un tanto de lado la acupuntura y concedieron una especial importancia al tratamiento convencional de la medicina tradicional.

A partir de la fundación de la República Popular China, en 1949, la nueva situación del país hizo posible que la acupuntura lograra un importante desarrollo, tanto en el área del estudio y la investigación como en el de la divulgación de su práctica. Ahora, en más de 200 hospitales de medicina tradicional china repartidos en todo el país, existe la especialidad de la acupuntura. Por otro lado, la investigación científica llevada a cabo en este terreno, con especial referencia a la relación existente entre diversos aspectos del organismo humano y los efectos de su aplicación, ha logrado una gran cantidad de valiosos datos y referencias. Hoy los especialistas en acupuntura tienen nociones muy precisas no sólo sobre los canales internos y los puntos acupunturales sino también sobre cómo curar los trastornos de la fisiología, cómo aliviar el dolor producido por algunos males, o cómo aumentar la capacidad inmunológica, entre otras cosas.

MASAJE

El tipo de masaje más difundido en el mundo es el que se aplica para aliviar la fatiga y las tensiones producidas por el intenso trajín que impone la vida moderna. En China, en cambio, el masaje forma parte de la medicina tradicional y su finalidad es esencialmente terapéutica.Voy a proporcionarles, precisamente, algunas referencias sobre este tipo de masaje.

El masaje chino busca los siguientes objetivos: por un lado, prevenir y curar algunas enfermedades, y, por otro, fortalecer la salud. Su área de aplicación está dada, en líneas generales, por la red de puntos acupunturales distribuidos en todo el cuerpo, aunque también hay casos en que el masaje consiste en mover las extremidades.

El masaje chino y los métodos que se utiliza se rigen por los principios de la medicina tradicional china y tiene en cuenta tanto el aspecto diferencial de los síntomas como las peculiaridades del metabolismo del paciente. Además, como su aplicación no requiere el complemento de medicamentos auxiliares, carece por completo de efectos secundarios.

El masaje chino tiene un amplio aspecto terapéutico, pues

cura enfermedades frecuentes, como las que se localizan en la columna vertebral, especialmente, en las vértebras cervicales. Pero también, por otro lado, su eficacia ha sido probada también en la curación de la hernia discal, en la torsión de los músculos lumbares, en las contusiones y desgarros de los cartílagos de las articulaciones, etc. Incluso, hay casos en que un buen masaje hecho en la espalda cura ciertas afecciones al sistema respiratorio, como la bronquitis y los resfriados comunes.

El masaje chino se realiza con las manos, con el píe y con el antebrazo, incluso, utiliza dispositivos especialmente elaborados y también ungüentos, cremas, aceites y otros elementos, que cumplen la función de lubricantes. Todo el mundo sabe cómo se llevan a cabo los masajes y, hablando del masaje chino, podemos decir que sigue, en líneas generales, los mismos procedimientos de friccionar, presionar con el dedo o con el puño determinados puntos, pellizcar ciertas zonas de los músculos, golpear, etc. El tipo de masaje más conocido en el mundo es suave e indoloro, el masaje chino, en cambio, puede llegar a ser, algunas veces, bastante doloroso, dependiendo del grado de gravedad del mal.

El masaje chino tiene una modalidad muy peculiar que se basa en el principio de medicina tradicional, según el cual, en la planta del pie se hallan representados, a través de una red de conexiones fisiológicas especiales, todos los órganos de nuestro sistema vital. Esta es la razón por las que muchos, en China, prefieren hacerse, en vez de un masaje de todo el cuerpo, un masaje en el pie, más concretamente, en la planta. Según los usuarios de este tipo de masaje, su eficacia es muy alta. En cuanto al método de aplicación, hay otra modalidad del masaje chino con qigong. El qigong, como bien saben, es una rama de la medicina tradicional china en la que se combinan, en una sola fuerza armónica, el movimiento, la concentración y la respiración. En el caso del masaje, la energía obtenida con este procedimiento se concentra en las manos del masajista, quien la aplica al cuerpo de la persona que ha pedido este servicio. Y lo hace teniendo en cuenta la concepción básica de la medicina tradicional china, según la cual, en nuestro organismo circulan, en canales de curso fijo, energías contradictorias, como calientes y frías, es decir, el yin y el yang.

Como dije al comienzo, el masaje chino se orienta, por un lado, a prevenir y curar enfermedades, y por otro, a fortalecer la salud, tanto física como psíquica. Y esto ha determinado que en muchos hospitales y clínicas existan, en el área de la medicina tradicional, secciones especiales destinadas a este servicio.

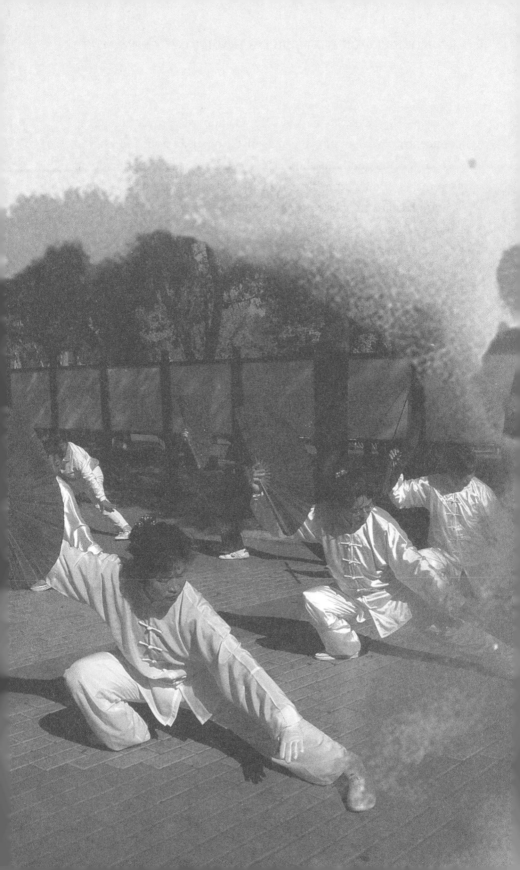

ENTREVISTAS A ESPECIALISTAS EN MEDICINA CHINA Y OCCIDENTAL

CÉLEBRES MÉDICOS CHINOS DE MANIPULACIONES ÓSEAS DE LA PRESTIGIOSA FAMILIA LUO

¿Conocen ustedes el método de rectificación ósea de la medicina tradicional china y sus manipulaciones? ¿Saben que en China hay técnicas especiales con las que se pueden curar fracturas haciendo uso sólo de las dos manos y sin recurrir a operación alguna?

En Occidente, si una persona sufre una fractura, debe someterse a operaciones y reducciones de forma inmediata, utilizando utensilios de acero y tablillas de yeso para inmovilizar adecuadamente. Sin embargo, en China hay técnicas originales y sencillas para curar fracturas, utilizando sólo las dos manos, con la ayuda de tablillas de carbón, acupuntura y medicamentos chinos; desde el diagnóstico, la reducción, hasta la inmovilización, sin que haga falta someterse a ninguna operación. De esta manera, disminuye el dolor del paciente, se evita el riesgo de hemorragia por causa de una operación y el ulterior sufrimiento. Además, la recuperación es más rápida. Tal vez esto pueda parecer increíble para nuestros lectores, pero es verdad.

Las manipulaciones de la reducción ósea en la medicina china cuentan con muchas escuelas. En este capítulo, les hablaré de los médicos chinos de manipulaciones óseas de la prestigiosa familia Luo y sus celebradas manipulaciones óseas.

"ANCIANA DEL BARRIO SHUANGQIAO" QUE HACE MILAGROS

En los suburbios de la parte oriental de Beijing, en el barrio de "Shuangqiao", cuyo significado en chino es "doble puente", se halla la clínica de una famosa médica china de manipulaciones óseas llamada Familia Luo. A lo largo de su vida, ella realizó verdaderos milagros curando a sus innumerables pacientes con una maestría y un dominio admirable de la medicina china. Familia Luo formaba parte de la quinta generación de la prestigiosa familia Luo, especializada en las manipulaciones óseas, un clan que goza de fama y reconocimiento no sólo en

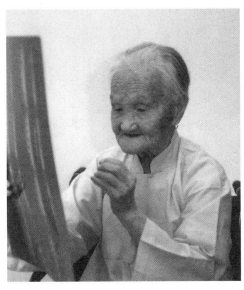

La anciana Luo Youming, de 102 años, observando una radiografía

China sino también en otros países, sobre todo en el Sudeste Asiático. En los años sesenta del siglo XX, los Estudios Cinematográficos Documentales de China filmaron un especial informativo sobre la anciana Familia Luo. Y en octubre de 2003, la Televisión N#1 de Francia dio cuenta del peculiar tratamiento osteológico aplicado por esta gran familia y que se ha venido transmitiendo de generación en generación, emitiéndose en una serie televisiva sobre China.

Lou Youming falleció el 11 de octubre de 2008, tras haber cumplido 110 años de edad. El mismo año, los médicos chinos de manipulaciones óseas de la prestigiosa familia Luo fueron catalogados como integrantes del "Patrimonio Cultural Inmaterial de la Medicina Tradicional a nivel nacional."

SUCESORES DE LA ANCIANA LUO

Luo Jinying y Luo Zhen, son dos famosos médicos chinos y sucesores de esta anciana. Luo Jinying, de la sexta generación, es

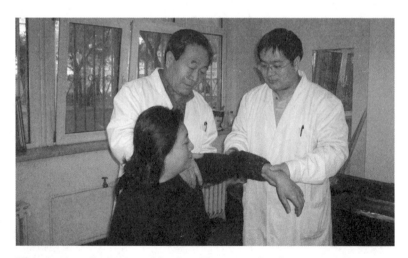

El doctor Luo Jinying y su hijo, Luo Zhen atendiendo a una paciente

sobrino de la anciana; y Luo Zhen, de la séptima generación, es hijo de Luo Jinying.

El doctor Luo Jinying, quien ya supera los 70 años de edad, trabajó en la Sección de Manipulaciones Óseas de Medicina Tradicional China de la Clínica del Buró General de Radiodifusión, Televisión y Cine de China. Ha venido ejerciendo su profesión como médico durante más de 40 años.

Luo Jinying proporcionó interesantes datos acerca de su tía, Familia Luo: "A comienzos de la década sesenta del siglo pasado, el entonces Primer Ministro Zhou Enlai invitó a mi tía a su casa porque su esposa padecía una enfermedad. El Premier Zhou charló con la anciana y le preguntó su nombre. Al saber que esta famosa médica no tenía un nombre propio, sino que llevaba los apellidos de la gran familia Luo y de su esposo Wang, Zhou Enlai se echó a reír, señalando que entonces, en la nueva sociedad, cuando hay igualdad entre la mujer y el hombre, cada persona debe tener su propio nombre. Y le dio uno, *Youming*,

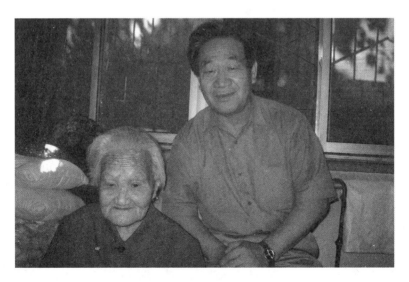

El doctor Luo Jinying y su tía, Luo Youming, de 103 años de edad

cuyo sentido en chino es "buena fama". Sin embargo, la anciana, siempre modesta, cambió ese nombre de "fama" por "mañana". Los dos caracteres chinos tienen la misma pronunciación, pero, de diferentes sintidos. Los habitantes de Beijing solían llamarle, cariñosamente, "la anciana del barrio Shuangqiao que hace milagros".

El doctor Luo Jinying inició el aprendizaje de la habilidad curativa de su linaje a los 18 años por influencia de la familia. A comienzos de la década sesenta del siglo pasado, cursó estudios oficiales para aprender la medicina occidental básica, la teoría y las más famosas obras de la medicina tradicional china. En la Universidad de Medicina Tradicional China asistió a clases en régimen libre durante cuatro años. Más tarde, perfeccionó su carrera en varios hospitales. Posteriormente, obtuvo el título de licenciado en medicina, una vez superados los exámenes del Buró de Sanidad Pública de Beijing. Gracias a sus estudios, a su dedicación y al trabajo realizado durante muchos años, Luo Jinying pronto se convirtió en un reconocido doctor.

¿CÓMO SE APLICA LA SORPRENDENTE TÉCNICA DE LAS MANIPULACIONES ÓSEAS DE LA FAMILIA LUO?

Acerca del signo diferenciador de la reducción de los huesos fracturados de la medicina tradicional china, el doctor Luo explica: "El principio general de nuestro tratamiento consiste en no utilizar el bisturí. Nosotros diagnosticamos y curamos una fractura, torcedura y otras enfermedades osteológicas utilizando las dos manos. Con ese método, el nivel de éxito de mi diagnóstico sobrepasa generalmente el 98 por ciento, incluso cuando se trata de fracturas conminutas. Es decir, casi igual que utilizando los rayos X. Pero en mis pacientes no hay ningún tipo de derramamiento de sangre."

Luo Jinying indicó los tres principios más importantes en el tratamiento osteológico de la medicina china:

1. La reducción, fijar la reducción y el uso de las tablillas.

2. Utilizar la acupuntura y los medicamentos. Por ejemplo, durante el tratamiento de una fractura, al comienzo se receta una medicina para promover la circulación de la sangre y evitar su estancamiento, así como para aliviar el dolor y calmar la inflamación. Dos semanas después, se sustituye la prescripción para promover el crecimiento de los huesos fracturados.

3. Cinco ó seis semanas después, dependiendo de cada caso, a veces, se receta medicina a los pacientes para nutrir el hígado y los riñones porque el hígado rige los tendones, el riñón rige los huesos y los huesos pueden generar médulas según la medicina tradicional china. Razón por la cual se pueden fortalecer los tendones y huesos lográndose una recuperación más rápida.

4. Practicar ejercicios musculares, de los tendones, etc. para recuperar progresivamente sus capacidades.

NIVEL DE EFICACIA LOGRADA EN ALGUNAS ENFERMEDADES COMPLICADAS Y DE DIFÍCIL TRATAMIENTO

El doctor Luo Jinying habló del nivel de eficacia lograda en algunas enfermedades complicadas y de difícil tratamiento: "La terapia en la dislocación de vértebras cervicales es muy difícil, sobre todo, de los discos primero y segundo. Por ejemplo, cuando en la cabeza o el cuerpo de los niños hay un torcimiento debido a una dislocación. Si no se cura bien, estará propenso a sufrir una paraplejia. Pero el tratamiento osteológico de la Familia Luo, sin necesidad de recurrir al bisturí, es muy eficaz en la curación de esta dolencia. Todo lo hacemos con las dos manos, insiste. Y debo añadir que se trata de un problema frecuente en el que existe un reconocimiento general de nuestra habilidad para tratarlo."

El doctor Luo Jinying puso dos ejemplos:

"Hace años, un experto hidráulico italiano, de más de 50 años, vino a China para participar en la realización de una gran obra conocida como el "Trasvase de agua Sur-Norte". Durante el trabajo, padeció una hernia discal emergente. Visitó primero varios reconocidos hospitales de Beijing y todos los médicos le propusieron hacer una operación. Pero este italiano insistió en experimentar el tratamiento osteológico de la medicina tradicional china confiando en su eficacia y en su rechazo a cualquier agresión directa al cuerpo. En caso de necesitarse una operación, seguramente volvería a Italia. Por recomendación de un amigo de su colega chino, visitó nuestra clínica. Llegó apoyándose en unos bastones."

El doctor Luo Jinying agregó que después de curarle con las singulares manipulaciones óseas y de practicar la acupuntura, este paciente italiano podía levantarse y caminar sin usar ningún tipo de ayuda. Se puso muy contento, levantando el pulgar en señal de admiración y diciendo que era tan bueno, tan milagroso, que le resultaba difícil de creer.

Puso otro ejemplo: "Hace unos años, un niño, de poco más de 10 años, sufrió una dislocación del primer y segundo discos del cuello. Eso ocurrió al dar una voltereta en clase de educación física. Inmediatamente, los maestros lo llevaron a un famoso hospital osteológico, el *Jishuitan*, de Beijing. Después de realizar muchas pruebas con los más avanzados sistemas para confirmar el diagnóstico, los médicos propusieron practicarle una tracción y hacerle una operación. Los padres debían adelantar al hospital un pago de 30.000 yuanes. Debido a que carecían de suficientes recursos económicos y, sobre todo, a que la operación no ofrecía muchas garantías, por recomendación de un amigo, los padres trajeron al niño a nuestra clínica. Después de diagnosticar y observar los resultados de los exámenes del hospital de Jishuitan, yo pude curarle utilizando tan sólo las dos manos. Tras una tracción, inmediatamente practiqué la reducción. Sólo me llevó entre dos y tres minutos, y el cuello del niño se redujo bien y podía moverse con naturalidad. Los padres se pusieron muy contentos y todo fueron agradecimientos para mí. Al final, solo tuvieron que pagar 200 yuanes. Las dolencias de este tipo son comunes y no de tan difícil tratamiento cuando se dispone del conocimiento osteológico que ha heredado nuestro linaje."

LUO ZHEN, HIJO DEL DOCTOR LUO JINYING

Luo Zhen, de 39 años, es integrante de la séptima generación de esta prestigiosa familia Luo. Después de graduarse en la Universidad de Medicina Tradicional China, trabajó junto a su padre, en la misma clínica del Buró General de Radiodifusión, Televisión y Cine de China.

Lou Zhen dijo: "Con su historia milenaria, la medicina tradicional china es una joya de incalculable valor enquistada en nuestro inmenso patrimonio cultural. Por influencia de mi padre, y sobre todo de mi abuela Luo Youming, famosa médica de manipulaciones óseas, desde niño comencé a aprender la singular técnica de mi gran familia Luo."

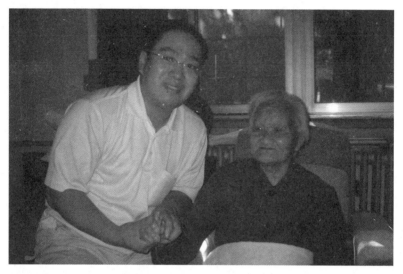

El médico Luo Zhen y su abuela Luo Youming, de 103 años de edad

Luo Zhen, a la edad de 20 años, en 1995, comenzó a heredar, oficialmente, el especial arte médico del linaje Luo.

Luo Zhen añadió que en 1997 ingresó en la Universidad de la Medicina Tradicional China de Beijing, superando los exámenes y cursando sistemáticamente los estudios de anatomía, fisiología, conocimientos básicos y farmacología de la medicina tradicional china, etc. Estudió con mucha aplicación para forjarse una buena base que le permitiera heredar con el mejor aprovechamiento todo el arte médico de su gran familia Luo.

ÉTICA MÉDICA Y VIRTUDES DEL LINAJE LUO

Luo Zhen confesó emocionado: "Antes, mi abuela siempre curaba gratuitamente las dolencias de los pacientes. Conforme se extendía su fama, cada vez más personas venían a su casa a pedir ayuda. Posteriormente, mi abuela abrió su propia clínica.

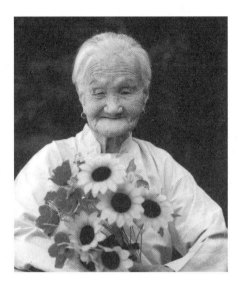

Luo Youming, de 102 años de edad

Sin embargo, siempre cobró poco a sus pacientes, sobre todo, a los pacientes más pobres. A estos los curaba sin cobrar ni un centavo."

Luo Zhen dijo además que su abuela les advertía con frecuencia que tratar la enfermedad para salvar al paciente es el deber sagrado de un médico y que ante los galenos sólo hay enfermos, no existen pacientes de clase alta o baja, ricos o pobres.

¿POR QUÉ LA ANCIANA LUO FUE TAN LONGEVA?

Luo Zhen contó que su abuela llevaba una vida ordenada y tenía buenas costumbres. Por ejemplo, se levantaba todos los días a las cuatro de la madrugada. Más tarde, corría alrededor de su casa, estiraba las piernas con fuerza haciendo Wushu y también ejercicios físicos concebidos por ella misma. Además, decía a menudo: "La comida simple y frugal mantiene la buena salud." Todos los días, su abuela tomaba sopa preparada con mijo o harina de maíz con trozos de batata. Ella sabía que el mijo tiene virtudes de fortalecer la capacidad del estómago, quitar la humedad, nutrir la energía de los riñones y calmar la mente. La gente le da otro nombre a la sopa de mijo como" "sopa de ginseng". En el norte de China, después de parto, las mujeres suelen tomar la sopa preparada con mijo y azúcar negro para nutrir la sangre y energía. La batata tonifica el estómago y el bazo, previene el estreñimiento, baja el peso y favorece el tratamiento de la hipertensión y el control del azúcar en la sangre; y el maíz es beneficioso para los pulmones, calma la mente y facilita la diuresis y la detumescencia. Los últimos dos también son alimentos anticancerosos. Durante toda la vida, la anciana Familia Luo, que era una persona moderada y de carácter plácido, dedicó toda su energía a la causa de la medicina tradicional china, y olvidándose de sus angustias y su edad, mantuvo siempre una actitud tranquila. Todo esto le aportó una buena base para la salud y la longevidad.

Finalmente, Luo Zhen confesó: "Tengo que combinar la medicina tradicional con la medicina moderna y con los nuevos y avanzados conocimientos que he adquirido para ofrecer mejores servicios a nuestros pacientes. Llevo 18 años trabajando. He llegado a dominar la especialidad médica de nuestra gran familia Luo y la aplicación de todo tipo de conocimientos. Puedo curar los diversos casos que presentan los pacientes en este campo, con independencia de su cuadro clínico. Debo estudiar más y con mucho afán con mi padre para aprehender a fondo esta valiosa habilidad de la medicina tradicional china que practica mi linaje Luo."

EL MASAJE EN LA PLANTA DE LOS PIES Y EL CUIDADO DE LA SALUD

El masaje especializado en la planta de los pies es un método que, según la medicina tradicional china, beneficia la salud, ya que es en la planta donde se distribuyen numerosos puntos acupunturales estrechamente relacionados con los órganos del cuerpo. El masaje especializado en la planta de los pies tiene muchas escuelas que postulan diversas manipulaciones. En

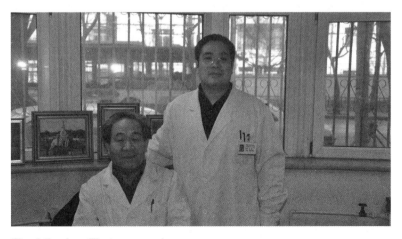

El médico Luo Zhen y su padre

este artículo, el médico chino Luo Zhen nos habla de un tipo específico de manipulación del masaje chino.

Luo Zhen, miembro de la séptima generación de la prestigiosa Familia Luo, conocido en la especialidad de las manipulaciones óseas contempladas por la medicina china, ha heredado sus virtudes y sus conocimientos aplicados a todo tipo de fracturas y dislocaciones de los huesos, ya comentados en un artículo anterior. Sobre el masaje en la planta de los pies, Luo considera que este agasajo terapéutico tiene relación con su técnica profesional, y en su práctica clínica utiliza, a veces, este masaje para curar algunas enfermedades.

He aquí una parte de lo que nos contó: "La medicina tradicional china, con una historia milenaria a cuestas, es un patrimonio cultural principal de nuestro país. Entre sus variadas modalidades terapéuticas destaca el masaje aplicado a la planta de los pies, cuyas principales funciones se orientan a fortalecer la salud y a prevenir y curar enfermedades. Habituarse a él, aplicarlo de manera continuada, significa garantizar una buena salud y una larga vida."

El médico Luo hizo las siguientes precisiones: "La particularidad que tiene la planta de los pies radica en que es ahí donde se concentran los puntos acupunturales que corresponden a todos los órganos del cuerpo, lo que quiere decir que, aplicando masajes sobre esos puntos, se pueden conseguir efectos curativos en diversas partes del cuerpo. El hecho de que la planta del pie sea la parte que sostiene todo el peso del cuerpo y que, al mismo tiempo, sea el punto que sufre en forma directa la atracción magnética de la tierra, es decir, la fuerza de la gravedad, determina que en ella se concentren también muchos males que afectan a la circulación de la sangre en los pies. A través del masaje especializado se pueden disminuir o eliminar los males y activar la circulación de la sangre de los pies."

Así, al final de la jornada, la sensación de cansancio se puede eliminar con una buena masoterapia en la planta de los pies. Este algebrista sugiere una serie de pasos que se deben seguir para darse un buen masaje, ya sea a título propio o por tercero, primero en un pie y después en otro.

¿CÓMO SE APLICA ESTE MASAJE?

Pongan atención para poner en práctica estas recomendaciones.

Por la noche, antes de acostarse, se debe hacer lo siguiente: Primero, sentarse y, en esta posición, sumergir, durante unos 20 minutos, los pies en un recipiente con agua tibia cuya temperatura debe rondar los 40 grados.

Ya fuera del agua, estirar las dos piernas, luego flexionar el pie, de modo que la punta gira hacia arriba, o sea, hacia el corazón. Después, hacer lo contrario, bajando el pie al máximo. Repetir este movimiento 19 veces. Se puede hacer esto con una pierna después de otra o con las dos a la vez. Estos movimientos producen en el músculo de la pierna una cierta sensación rara, estimulan la circulación de la sangre en las extremidades y permite un mejor funcionamiento del corazón.

Siempre sentado, con un pie sobre la rodilla o la pierna, para mayor comodidad, flexione con los dedos de la mano los 5 dedos del pie, uno por uno, partiendo desde la raíz hacia la punta, como si quisiera estirarlos. Hacer esto 3 veces en cada dedo y luego cogiendo cada uno de ellos, es decir, el dedo del pie. Por la última articulación o falange, moverlo sobre su eje, de modo que se flexionen y roten todas las articulaciones.

Después de esto, coja el pie en su mano, de manera que pueda presionar con la yema del pulgar, la yema del dedo gordo y sin desplazarlo del mismo punto ni aflojar la presión, haga movimientos rotatorios siguiendo la dirección de las agujas del reloj, hasta 5 veces; haga el movimiento contrario, también presionando, una y otra vez, durante un minuto. Repetir este ejercicio en cada uno de los 10 dedos de los dos pies.

Imagine que una línea parte de la raíz de cada dedo del pie y se desplaza por toda la planta y termina en el talón. Luego, empezando por el dedo gordo, haga esto:

Con la yema del pulgar, presione con fuerza moderada el músculo que sobresale de la raíz del dedo gordo y haga 5 veces, en uno y otro sentido, los movimientos rotatorios ya indicados. Repita esto a lo largo de cada línea imaginada para cada dedo de uno y otro pie, con el intervalo de uno o dos centímetros, hasta llegar al talón.

Recomendación especial: Siguiendo la línea del dedo gordo, al llegar a un tercio de la planta, en la parte más cóncava y sensible, presionar haciendo rotar la yema del pulgar durante un minuto, luego continuar el recorrido. El masaje constante en este punto nutre las capacidades del riñón y favorece la solución de los problemas de insomnio.

Al terminar con todas las líneas de los dedos, frotar a lo largo y ancho de la planta con el borde de la mano el lado del meñique, en recorridos que parten de la raíz de los dedos y terminan en el talón, entre 8 y 10 veces.

Si en el proceso del masaje nota un punto en que la presión del dedo produce dolor, eso quiere decir entonces que el órgano que corresponde a ese punto sufre alguna dolencia. Para proporcionar alivio o curación presione con fuerza ese punto por un minuto.

MÉTODOS SENCILLOS PARA UN MASAJE EN LA PLANTA DE LOS PIES

El doctor Luo Zhen sugiere un método sencillo para el masaje en la planta de los pies: Cuando algunas personas no dispongan de tiempo suficiente para aplicar esta masoterapia complicada, podrán aplicar un masaje sencillo, o sea, sólo frotar la parte central de la planta de los dos pies hasta producir calor porque es aquí donde se concentran muchos puntos acupunturales, especialmente, un punto clave del cuerpo llamado "yongquan" (涌 泉) (punto 37). Su sentido en chino es "fuente, manantial", y representa la vitalidad del organismo humano. Y ¿cómo se localiza este punto? Siguiendo la línea del dedo gordo del pie, al llegar al punto medio de la planta, en la parte más cóncava y sensible se encuentra este punto. Después de lavar bien los pies, se puede presionar haciendo rotar la yema del pulgar durante un minuto; luego frotar la parte central de la planta del pie entre 5 y 10 minutos cada pie. También se puede adoptar otro método que consiste en presionar el punto de Yongquan unos segundos con la yema del pulgar; luego, levantarla. Repetir este ejercicio entre 5 y 10 minutos. Hacer este masaje con frecuencia favorece la regulación de la secreción interna, mantiene el equilibrio del metabolismo y, sobre todo, tonifica las capacidades del riñón, aumenta la energía vital y previene el envejecimiento. En resumen, puede fortalecer la salud y prevenir enfermedades ya que este punto es el primero del canal de los riñones. Si algunas personas son frioleras podrán añadir unas porciones de jengibre o 30 gramos de Honghua (flos carthami) en el recipiente con agua tibia.

CONSEJOS PARA EL MASAJE EN LA PLANTA DE LOS PIES

Luo Zhen, formula algunos consejos al practicar un masaje especializado en la planta de los pies:

1. Abstenerse de realizar este tipo de masaje cuando los pies están enrojecidos debido a alguna inflamación, cuando se sienta en ellos calor o dolor o también cuando se hayan sufrido quemaduras o se tenga alguna herida o algún tumor. Por ejemplo, quienes padecen de pies diabéticos no pueden hacerlo. Además, las personas que padecen hemorrajia cerebral o hemorrajia de los órganos internos o falla renal o falla cardíaca o tuberculosis pulmonar en período activo no pueden hacer este masaje. .

2. Tenga mucho cuidado con el agua donde introduzca los pies. No debe estar muy caliente. Su temperatura no debe sobrepasar los 40 grados. Esta precaución se recomienda, especialmente, para aquellas personas mayores que padecen de arterioesclerosis. Si el agua está muy caliente, puede dilatar y romper los vasos sanguíneos.

3. Cuando se está en ayunas o en la media hora anterior al desayuno, al almuelzo o a la cena no es conveniente masajear la planta del pie. Además, hacer este masaje sin aplicar excesiva fuerza.

4. Los que padecen una osteoporosis grave y las mujeres están embarazadas o en el período menstrual no deben hacerlo.

5. Hasta haber transcurrido una hora después de comer no debe realizarse este tipo de masaje. Quienes padecen de diabetes, hipertensión, epilepsia, enfermedades cardíacas o de los riñones no deben aplicarse este masaje más de 10 minutos.

6. Después de terminar el masaje, si sudan o sienten calor no deberán asearse enseguida con agua fría, sino usar una toalla

seca o mojada con agua tibia o caliente. Durante media hora no deberán ingerir agua fría, sino agua caliente de unos 40 grados. Además, cuidado con las uñas para no lastimar la piel de los pies.

FUNCIONES DEL MASAJE EN LA PLANTA DE LOS PIES

El doctor Luo Zhen se refirió además a las funciones de este masaje: "Según la medicina china, muchas dolencias que afectan a la parte superior del cuerpo, se curan tratando los puntos acupunturales de la parte inferior, como la planta de los pies. Asi, un dolor de cabeza, puede aliviarse y curarse utilizando puntos acupunturales que se hallan en las piernas o en los pies. Precisamente aquí, en los pies, hay varias zonas que corresponden a la cabeza. Los masajes en los pies en la noche, alivian el cansancio acumulado en el organismo durante el día. Así mismo, se pueden eliminar otros males, aumentar la capacidad de inmunidad orgánica y mejorar el sueño. Un buen masaje de este tipo en la noche permitirá que, al día siguiente, uno tenga la cabeza completamente despejada y libre de toda pesadez.

Finalmente, les ofrecemos los dibujos sobre la planta de los dos pies que corresponden a los órganos del cuerpo. Según los cuales, después de lavar bien los pies, se puede presionar las zonas que les interesan, o sea, cualquier zona que le duela, el órgano que corresponde a esta zona puede experimentar alguna anomalía. Hacer masaje en esta zona con frecuencia favorecerá el tratamiento de la enfermedad o, por lo menos, prevenir la enfermedad.

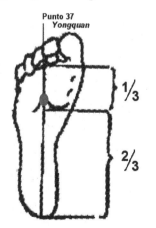

Punto Yongquan (涌泉): Punto 37

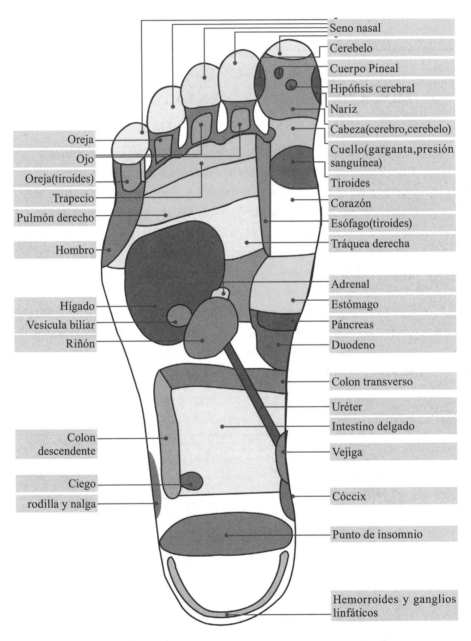

Seno nasal
Cerebelo
Cuerpo Pineal
Hipófisis cerebral
Nariz
Cabeza(cerebro,cerebelo)
Cuello(garganta,presión sanguínea)
Tiroides
Corazón
Esófago(tiroides)
Tráquea derecha
Adrenal
Estómago
Páncreas
Duodeno
Colon transverso
Uréter
Intestino delgado
Vejiga
Cóccix
Punto de insomnio
Hemorroides y ganglios linfáticos

Oreja
Ojo
Oreja(tiroides)
Trapecio
Pulmón derecho
Hombro
Hígado
Vesícula biliar
Riñón
Colon descendente
Ciego
rodilla y nalga

Dibujos sobre la planta de los dos pies que corresponden a los órganos del cuerpo:

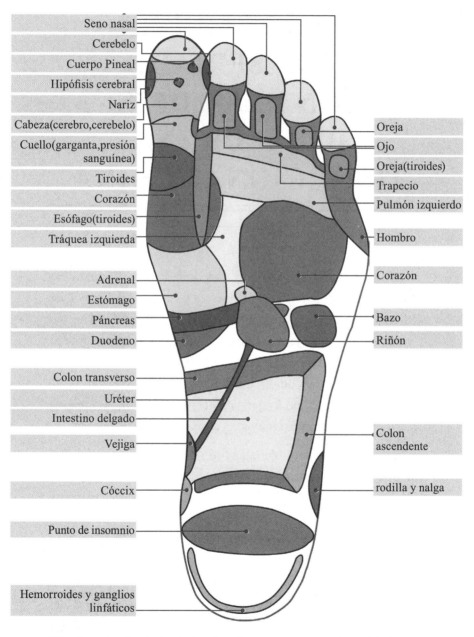

Seno nasal
Cerebelo
Cuerpo Pineal
Hipófisis cerebral
Nariz
Cabeza(cerebro,cerebelo)
Cuello(garganta,presión sanguínea)
Tiroides
Corazón
Esófago(tiroides)
Tráquea izquierda
Adrenal
Estómago
Páncreas
Duodeno
Colon transverso
Uréter
Intestino delgado
Vejiga
Cóccix
Punto de insomnio
Hemorroides y ganglios linfáticos

Oreja
Ojo
Oreja(tiroides)
Trapecio
Pulmón izquierdo
Hombro
Corazón
Bazo
Riñón
Colon ascendente
rodilla y nalga

Dibujos sobre la planta de los dos pies que corresponden a los órganos del cuerpo:

CÓMO SE CURA EL RESFRIADO CON REMEDIOS DE MEDICINA TRADICIONAL CHINA

¿Cómo se cura el resfriado con remedios de la medicina tradicional china? Zhang Yuezhi, doctora y exjefa de la Sección de Medicina Tradicional China del Hospital del Grupo Siderúrgico "La Capital" habló de este problema. La doctora Zhang se graduó en 1964 en la Universidad de Medicina Tradicional China de Henan y lleva ya más de 40 años ejerciendo su profesión, en la rama de medicina china, lo que la ha convertido en una reputada profesional en su campo, tanto en la teoría como en la práctica.

La doctora Zhang Yuezhi dijo: "la medicina tradicional china es una doctrina muy complicada que tiene una historia milenaria. Cuyos principios, descubiertos por célebres médicos de la antiguedad, difieren bastante de la medicina occidental. Así, por ejemplo, todas las formas de diagnóstico y tratamiento de esta medicina, es decir, de la occidental, toman como base la fisiología de los órganos; en cambio, para la medicina china, la fisiología es algo secundario, mejor dicho, la consecuencia del flujo de corrientes que recorren nuestro organismo. Son corrientes de energía que se desplazan por canales intercelulares en forma

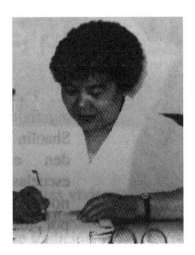

La doctora Zhang Yuezhi

binaria, una positiva y otra negativa, debidamente equilibradas. Precisamente,cuando se quiebra el equilibrio viene el mal funcionamiento de determinado órgano, es decir, se produce una perturbación de la fisiología.

Estas diferencias entre la medicina tradicional china y la occidental, sin embargo, no las hacen incompatibles. Al contrario, existe una tendencia a integrarlas, pues una y otra han logrado hazañas científicas de mucho valor."

La doctora Zhang agregó que entre la medicina tradicional china y la occidental existe diferencias sobre el resfriado. Para la medicina china, hay varios tipos de resfriado y, por tanto, distintos modos de curar y administrar medicamentos. Pero, he aquí, solo puedo recomendar los alimentos medicinales con mayor eficacia que son fáciles para preparar y no producen efectos secundarios.

El primer tipo de resfriado es el causado por el frío y el mal viento. El principal síntoma es el malestar general y una sensación de frío. Luego,viene la calentura y hasta un poco de fiebre, pero no hay transpiración en el cuerpo y si, dolor de cabeza, de las articulaciones y de los músculos. En este caso, no se presenta ningún dolor en la garganta. Según la teoría de la medicina china, el frío y el mal viento, al entrar en el cuerpo producen un bloqueo de los canales del cuerpo, que son grandes corrientes de energía que circulan en el organismo. Hay muchas formas de curar el resfriado. He aquí, una de ellas. Es una receta sencilla: Poner a hervir en agua unos trozos de jengibre, cebolla y azúcar rubia o negra. Hay que tomar este preparado bien caliente a fin de que cumpla su función de hacer sudar y expulsar el frío y el mal del interior.

Hay otro tipo de resfriado que viene de la humedad y la excesiva exposición al sol. Es propio del verano y de comienzos del otoño. El resfriado de este tipo afecta, por lo general, al estómago y los intestinos. Los síntomas son dolor de cabeza, náuseas y pérdida de apetito. Luego, viene la diarrea y amagos de vómito o el vómito mismo. La farmacopea de la medicina tradicional de China ha producido dos medicamentos muy eficaces para este tipo de resfriado. Se llama "HUO XIANG ZHENG QI" （藿香正气） o "SHI DI SHUI" （十滴水） que no tienen ningún efecto secundario. En este caso, los chinos suelen tomar estos dos medicamentos. Si en la ciudad donde ustedes viven hay farmacia de medicina tradicional china, lo pueden adquirir. En el resfriado de este tipo, en que los órganos afectados son el estómago y los intestinos, es recomendable cuidar de las comidas. Así, hay que evitar comer los alimentos con mucha grasa y los fritos; reducir el consumo de carne y aumentar el de las verduras y frutas.

Hay todavía un tercer tipo de resfriado. En este caso, la causa es la seguedad ambiental, propio de fines del otoño y comienzos del invierno, cuando el clima se torna seco. Es propio también de las sierras y montañas y de los lugares distantes de las grandes fuentes de humedad como el mar y ríos. Empieza con una tos persistente que tiende a prolongarse por mucho tiempo: pero, es una tos que no produce flema. Tanto en la boca como en la lengua se siente sequedad y en la destilación nasal hay rasgos de sangre. Según la teoría de la medicina china, el calor seco afecta a los pulmones y es necesario quitar el calor interior del cuerpo y nutrir la energía interna, con múltiples maneras. He aquí una receta: Se pone a hervir agua y a fuego lento, una o más peras en trozos, un limón partido, miel de abeja y azúcar candi. En general, se preparan para varios días; por eso, luego de ponerlo a enfriar, se puede guardar en la refrigeradora. Se recomienda tomar una taza dos veces al día y consumir tanto el líquido como la parte blanda de la pera."

Por último, hay otro tipo de resfriado proveniente del clima seco y de los vientos fuertes. Se manifiesta en estornudos,

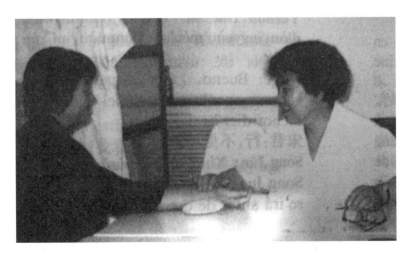

Zhang Yuezhi atendiendo a una paciente

destilación de la mucosa nasal, dolor de garganta, y a veces, también dolor de cabeza. Un modo práctico de curar este resfriado, poniendo a hervir en una vasija tajadas de jengibre y limón con flores de crisantemo (en Latín, Flos Chrysanthemi), menta (en Latín, Herba Menthae) o hierbabuena, un poco de pimienta y, si es posible conseguir, hojas de loto (en Latín, Folium Nelumbinis). Es una bebida que promueve la circulación de la sangre y elimina los males del cuerpo a través de la transpiración, la orina y otras formas de excreción orgánica.

Finalmente, la doctor Zhang Yuezhi expresó su deseo de que estos remedios de la medicina tradicional china serían útiles para todos en el tratamiento del resfriado.

CURACIÓN Y PREVENCIÓN DE LOS CÁLCULOS RENALES CON REMEDIOS DE MEDICINA TRADICIONAL CHINA

¿Cómo se cura con la medicina tradicional china una dolencia muy frecuente: los cálculos renales, esas piedracillas que se forman, en realidad, en las vías urinarias? Jin Yuan, médico y experto del Departamento de Medicina General del Hospital de Medicina Tradicional China de Huguosi de Beijing habló de este problema

El Hospital de Medicina Tradicional China de Huguosi se fundó en 1952 del siglo XX. Cuenta con un personal de mil trabajadores, entre expertos, médicos, enfermeras y empleados. Algunos de ellos son destacados, por ejemplo, el doctor Wu Dinghuan, conocido médico chino de manipulaciones óseas ha actualizado la terapia practicado por Xia Xiwu, famoso médico de los emperadores de la dinastía Qing. A partir de 1997, numerosos estudiantes chinos y extranjeros siguen estudios de perfeccionamiento en este hospital.

El doctor Jin Yuan trabaja en este hospital desde hace más de 30 años. Después de graduarse en 1977, en Facultad de Medicina

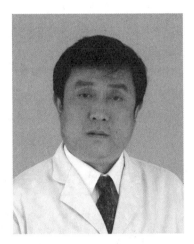

El doctor Jin Yuan

Tradicional China de Universidad de Medicina de "La Capital", él estudió durante 4 años bajo la conducción de Tu Jincheng, que fue director del hospital. Fue, además, discípulo predilecto del gran maestro Kong Bohua, uno de los 4 médicos más famosos de China en el siglo XX, especialista en enfermedades del bazo, del estómago, de la vesícula biliar, del hígado, así como de las enfermedades causadas por la excesiva humedad y por calor interior del organismo. He aquí, la versión del doctor Jin Yuan.

El doctor Jin Yuan dijo que hay varios motivos sobre la formación de los cálculos renales. Según la medicina china, una de las razones de la formación de cálculos en los riñones y en las vías urinarias es el abuso de frituras y de carne grasosa, sea de cerdo, oveja, vaca, incluso, pescado sin escamas, vísceras de animales, etc., y al mismo tiempo, se lleva una vida excesivamente sedentaria, falta de ejercicios físicos. En estas condiciones, tomar agua en exceso sin que se elimine en forma conveniente puede generar humedad en el organismo. Con el tiempo, la combinación de la humedad con el calor interior dará origen a los cálculos. La medicina china también sostiene que el bazo débil de una persona puede producir, por lo general, humedad y calor interior. Si esta situación permanece por largo tiempo, existe el riesgo casi seguro de que se formen los cálculos.

"¿Qué medicamentos recomienda la medicina tradicional china para eliminar los cálculos renales?" Esto es lo que dijo el doctor Jin Yuan: "En la medicina tradicional china hay, para esto, varios medicamentos, como el "SAN JIN PIAN" （三金片）, en la forma de pastillas, el "PAI SHI TANG" （排石汤） que es una infusión, etc. Cuando los cálculos no sobrepasan de cinco milímetros, es decir, entre 1 y 4 se puede utilizar. Pero si son grandes, hay que destruirlos en pedacitos con láser para luego expulsarlos fuera del organismo, utilizando remedios de la medicina occidental, seguidos de los medicamentos chinos mencionados. El medicamento, la tableta "LI DAN PAI SHI PIAN" （利胆排石片）, no sólo puede expulsar los cálculos renales, sino también ayudar a expulsar los biliares. Si el dolor es excesivo, se puede tomar el comprimido "YUAN HU ZHI TENG KE LI" （元胡止疼颗粒） y la píldora "ER MIAO TANG" （二妙汤）. Estos medicamentos tienen buenos efectos y menos secundarios." (Se puede conseguirlos en la farmacia de la medicina china en la ciudad donde ustedes viven).

¿CÓMO SE PUEDE PREVENIR LOS CÁLCULOS RENALES ?

El doctor Jin Yuan dijo:" Para ello, el temperamento de una persona juega un papel muy importante. La medicina china sostiene que la alegría, la cólera, la inquietud, la tristeza, el terror guardan estrecha relación con el organismo, o sea, con la fisiología de los órganos internos. Esto permite asegurar

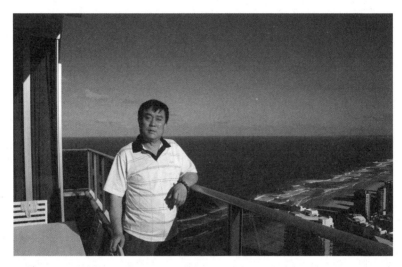

El doctor Jin Yuan

que los estados de ánimo son determinantes en la salud del individuo. Las explosiones de ira o los accesos de angustia afectan no solo la circulación de la sangre sino también el funcionamiento de los órganos vitales como el corazón, el hígado, el bazo, etc. En cambio, un estado de alegría y de buen humor genera armonía en todo el organismo y hace posible que la sangre y la energía del organismo fluyan con naturalidad sin pertubarse ni estancarse."

El agregó: " Para evitar la formación de cálculos es aconsejable comer menos alimentos grasosos y no tomar leche en exceso, porque la leche contiene mucho calcio, que afecta a las personas débiles. Cuando el organismo no llega a asimilar bien el calcio y lo almacena por mucho tiempo, existe el riesgo de que se forman los cálculos. La leche de soya y los derivados de esta legumbre, al hacer bajar el calor y eliminar la humedad, son buenos para prevenir la formación de cálculos en el organismo."

" También se puede prevenir la formación de cálculos evitando la fatiga. En este sentido, se recomienda realizar toda actividad, sea física o intelectual, sin llegar al cansancio. En todo caso, hay que hacer una pausa o, al final de la jornada, procurarse un cómodo descanso. Otra cosa: Cuando se suda mucho, sobre todo en verano, es necesario tomar agua y, en bajas proporciones, jugos de fruta y bebidas gaseosas."

¿ HAY ALGUNOS ALIMENTOS MEDICINALES QUE PUEDAN CURAR O AYUDAR EL TRATAMIENTO DE LOS CÁLCULOS RENALES ?

El doctor Jin Yuan dijo: "Hay muchos alimentos medicinales, como por ejemplo:

1. La sopa de sorgo. La medicina china sostiene que el sorgo tiene, en otras, la función de eliminar el fuego interior y la humedad del organismo, dos factores que, si permanecen por mucho tiempo en este, determinan la formación de cálculos renales, biliares,etc.

2. Hay otra sopa indicada para los cálculos renales o de cualquier tipo: Nos referimos a la que se prepara frijol negro de soya, frijol rojo y arroz glutinoso. Esta sopa tiene efectos positivos en la circulación de la sangre y en la eliminación del exceso de líquidos del organismo. Además, la soya negra tonifica los riñones.

3. Hay una especie de enredadera, que crece por lo general de los setos o de los muros como una planta silvestre. Su fruto, semejante a una vaina de alubia verde, puede servir como ingredientes de un plato que se puede preparar según las preferencias, pero su efecto medicinal es el mismo: irradia calor

en el estómago y el bazo y tonifica los riñones. Los pacientes, que padecen por largo tiempo de cálculos renales, biliares, etc. en general, tienen dolor y malestar de la cintura a causa de la debilitad del bazo.

4. La infusión preparada con frijolito verde o la sopa con frijolito verde y con arroz tienen una función diurética muy eficaz, la de eliminar el fuego interor y tiene efectos desinflamentes. En los restaurantes chinos de muchos lugares del mundo se utilizan los brotes de frijelito verde como ingredientes para preparar rollos fritos de primavera. Si algunas personas quieren conseguirlo podrán pedir la ayuda del patrón de los restaurantes chinos.

5. Una comida medicinal que surte efectos positivos en la curación o el alivio de los cálculos biliares es el que se hace con trigo y afrecho, es decir, los residuos gruesos en harina, luego de ser cernida:

Se tostan el trigo y el afrecho hasta que adquieran un color dorado. Conviene decir, aquí, que este praparado tiene la virtud de ayudar a la digestión, cortar la diarrea y aliviar la micción dolorosa.

Una vez tostados el trigo y el afrecho, hay que molerlos hasta convertirlos en harina. Luego, echar una porción conveniente de ésta en un recipiente y añadir un poco de agua.

Revolver y amasar. Cuando todo adquiera la consistencia de una masa, cortar en trozos medianos. Después de esto, alistar una olla a vapor y colocar los trozos en la rejida para que se cuezan por unos 20 minutos al vapor.

6. También es aconsejable para el problema de los cálculos incorporar a la dieta habitual las siguientes verduras: la

calabaza, la acerola, la nuez, etc. se puede añadir limón como un complemento para cualquier plato. Incluso, se puede tomar el jugo que se obtiene al exprimir el limón.

7. Hay infusiones bastante recomendables como agua del día para curar o aliviar las molestias de los cálculos. Por ejemplo, la de la mazorca despojada de los granos; y la infusión de cáscara de granada que, además, puede tonificar la energía del organismo, resolver problemas de estreñimiento y, en general cumplir una función diurética."

PREVENCIÓN Y CURACIÓN DE ACNÉ

A todo el mundo le gusta tener un aspecto atractivo. Por eso es común que quienes padecen acné —sobre todo si son adolescentes— busquen y prueben todo tipo de remedios para librarse de esta antiestética enfermedad. Para buscar algunas formas de prevenir y tratar el acné mediante la medicina tradicional china, la doctora Liu Jingfeng, exjefa del Departamento de Medicina Tradicional China del Hospital de Salubridad Materno-infantil de Tongxian de Beijing reflexionó sobre este tema.

Liu Jingfeng se graduó en 1979 en la Universidad de Medicina de Xian. Más tarde, cursó la carrera de medicina china en el Instituto de Medicina Tradicional China de Shanxi. Esta mujer ya lleva cerca de 30 años ejerciendo su profesión. Después de su jubilación, como experta médica, sigue atendiendo a los pacientes en el Hospital de Dermatología de Xiangyunjingcheng de Beijing.

La doctora Liu explicó brevemente a quienes afecta el acné y en que consiste esta enfermedad: "Lo que en la medicina

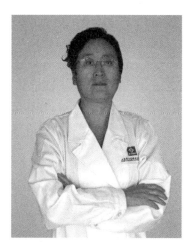

La doctora Liu Jingfeng

occidental se llama "acné", en chino suele llamarse "granitos de la juventud", ya que es muy frecuente en los adolescentes, si bien puede aparecer en ambos sexos y en todas las edades.".

Seguidamente, la doctora Liu habló de sus principales síntomas y de sus formas clínicas, que en orden de leve a grave son las espinillas, las pústulas y los quistes. Refiriéndose a las zonas del cuerpo más propensas a verse afectadas, dijo lo siguiente: "El acné suele aparecer en la cara, la nariz, detrás de las orejas y en los hombros, pero puede extenderse al tronco, los brazos y las piernas".

Como añadió la doctora, existen varios tipos de acné: el acné polimorfo juvenil o acné superficial —de pronóstico leve—; el acné quístico y conglobado o acné profundo —de pronóstico grave—; la necrosis tumoral; etc.

El principal síntoma del acné juvenil es la formación de espinillas, es decir, el oscurecimiento de la superficie de los tapones de grasa que se forman en los folículos.

Si estos tapones se rompen, las células muertas de la piel pueden entrar y formar nódulos infectados llamados pústulas; el acné quístico aparece cuando el área infectada es profunda y se expande. La necrosis tumoral, identificable por la aparición de manchas, representa la última fase del acné y resulta muy difícil de curar.

CONSEJOS PARA LOS PACIENTES DE ACNÉ QUE ESTÁN RECIBIENDO TRATAMIENTO.

La doctora Liu dio una serie de consejos para los pacientes de acné que están recibiendo tratamiento.

En primer lugar, hay que dormir lo suficiente y bien, costumbre que ayuda así mismo a mantener la belleza;

También es recomendable mantenerse en buen estado de ánimo; o sea, permanecer abiertos y alegres, e intentar disminuir el nerviosismo y aliviar la presión psicológica;

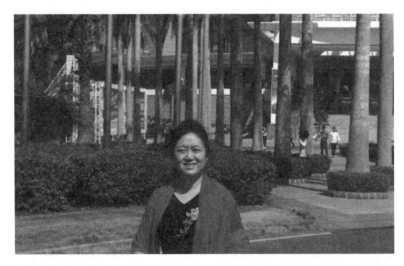

La doctora Liu Jingfeng

Hay que seguir una dieta equilibrada y comer con buen humor, pero sin prisas;

No deben consumirse café ni té cargados, ajís picantes, ajos, puerros (no cocidos) ni otros alimentos picantes o excitantes; tampoco es aconsejable consumir alcohol y bibidas gaseosas;

Los enfermos deben seguir el tratamiento con paciencia y ateniéndose a las indicaciones del médico.

No hay que intentar reventar las espinillas ni las pústulas, ya que ello puede causar la aparición de manchas. Las mujeres deben elegir cosméticos a base de emulsiones que protejan la piel adecuadamente."

La doctora agregó que es muy aconsejable lavarse la cara dos veces al día —una por la mañana y otra por la noche—, pero no hay inconveniente en lavársela tres o cuatro. Dado que la piel grasa es más propensa a sufrir acné, hay que lavarla con agua tibia para abrir los poros. De este modo, no se forman ni espinillas ni pústulas, ya que la grasa puede salir libremente. Lo que no debe hacerse nunca es apretar los «granitos».

Los medicamentos de uso externo pueden secar la piel e incluso provocar su descamación. En tales casos, no debe aumentarse la cantidad, sino seguir empleándolas moderadamente según la prescripción del médico.

REMEDIOS PARA PREVENIR Y CURAR EL ACNÉ

La doctora Liu Jingfeng presenta brevemente algunos de los remedios propuestos por la medicina tradicional china y la occidental para prevenir y curar esta enfermedad.

La doctora Liu resumió así la importancia de la dieta:" Según la medicina tradicional china, si no se sigue una dieta equilibrada

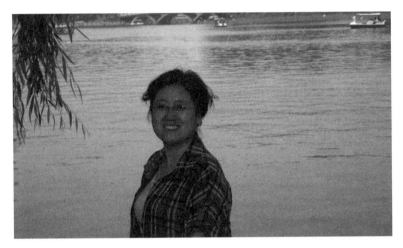

La doctora Liu Jingfeng

—es decir, si se consumen demasiados alimentos ricos en grasas y poca fruta y verdura—, aumentan las probabilidades de que la humedad y el calor penetren en el estómago, y sobre todo, en el pulmón, órgano este último que determina el estado de la piel y el vello; además, la energía y la sangre no circulan bien por los canales correspondientes y en ocasiones se estancan; cuando se produce un ataque de viento nocivo, lo más probable es que aparezca el acné. ”

La doctora Liu me enumeró los principios terapéuticos aplicados por la medicina china para eliminar el acné, a saber: expulsar el viento nocivo del cuerpo; eliminar el calor interno; estimular la circulación de la sangre y quitar el estancamiento de los canales.

Liu Jingfeng también me dio tres recetas culinarias medicinales. La primera es la siguiente:

Se toma una cantidad moderada de arroz, 10 dátiles grandes, 1 o 2 capullos de lirio y 50 gramos de semillas de loto, y se echa todo en una olla con agua. Cuando empieza a hervir, se pone a fuego lento y se deja cocer unos 30 o 40 minutos. Esta sopa debe tomarse dos veces al día: una en el desayuno y otra en la cena.

Seguidamente, la doctora explicó las funciones de los diversos ingredientes. Los dátiles, además de estimular la circulación sanguínea y eliminar los estancamientos, tonifica la sangre, calma el ánimo y da al rostro un tono más rosado. Los capullos de lirio y las semillas de loto expulsan el calor interno del cuerpo, especialmente el del pulmón.

La segunda receta es una infusión que se prepara con 30 gramos de capullos de lirio, azúcar candi al gusto y 30 gramos de frijoles verdes pequeños, los mismos con los que se hacen los rollos de primavera. La infusión, que se toma como un té, está lista cuando los frijolitos se abren como flores. La función del azúcar candi es eliminar el fuego interior, mientras que los frijoles verdes tienen propiedades antiinflamatorias.

La tercera receta también es una infusión. Se toma y se prepara como la anterior, utilizando 30 gramos de acerolas, 30 gramos de raíz de cañavera y azúcar candi al gusto. Estos tres ingredientes eliminan el calor interno. La raíz de la cañavera está especialmente indicada para aliviar el calor del pulmón.

Aparte de estas tres recetas, la doctora Liu me dio un par de consejos: "Si después de la terapia quedan manchas, los pacientes no deben tocarlas. Generalmente, desaparecen al cabo de dos o tres meses. Si no desaparecen, pueden disimularse con algún cosmético.

Las mujeres propensas al acné son más vulnerables antes y después de la menstruación. Si no les sale mucho, lo más aconsejable es que se limiten a vigilar su alimentación. Pasados unos días, el acné suele desaparecer. Pero, si les sale mucho y no desaparece, se puede curarlo con algunos remedios necesarios."

Tras darnos estos consejos, la doctora Liu pasó a otro tema: " Generalmente, en nuestro tratamiento combinamos las medicinas china y occidental, así como los medicamentos de uso externo y los administrados por vía oral.

Si algunos pacientes desean tomar medicamentos occidentales, pueden tomar vitaminas E, B1 y B2, cierta cantidad de hormonas y antibióticos como la eritromicina o tetraciclina. Conviene recordar que los niños de menos de 8 años no deben tomar tetraciclina, ya que perjudica los dientes y los huesos. Si se toman hormonas, deben seguirse las prescripciones facultativas al pie de la letra. "

En cuanto a los remedios de uso externo, la doctora Liu recomendó varios medicamentos de uso muy extendido que pueden encontrarse en cualquier farmacia de medicina china, como , el FU FANG LIU HUANG XI JI （复方硫磺洗剂） y el SHUN FENG CUO CHUANG WAN （顺丰痤疮丸）.

Al final, la doctora Liu subrayó que durante la terapia los pacientes deben regular lo mejor posible el funcionamiento del sistema digestivo, lavarse la cara con agua tibia por lo menos dos veces al día y —como ya hemos dicho antes— ser muy cuidadosos con los alimentos. Por lo general, el acné desaparece o se disminuye al cabo de dos o tres semanas.

CÓMO SE CURA GOTA CON REMEDIOS DE MEDICINA TRADICIONAL CHINA

¿Cómo se cura gota con remedios de medicina tradicional china? Entrevistamos con el doctor Lin Youying, experto en la Sección de Medicina Tradicional China del Hospital de Jianguomen, de Beijing. La revelación de algunas de sus interesantes experiencias sobre el cuidado de la salud constituye el tema del libro.

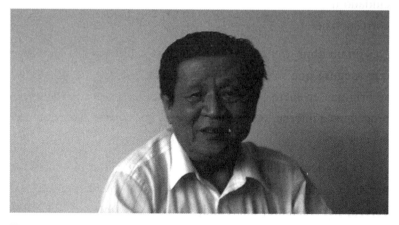

El doctor Lin Youying

El doctor Lin Youying es un experimentado médico que ha dedicado más de 50 años de su vida al ejercicio de la medicina. Hoy, a pesar de que tiene más de setenta años de edad, es un activo profesional de la rama de la medicina tradicional china, con proyectos de investigación en marcha y numerosos casos clínicos bajo su responsabilidad. El confiesa que tiene como maestro y paradigma a Chen Shenwu, famoso médico chino que proviene del seno de una familia que se ha consagrado, desde varias generaciones atrás, al ejercicio de la medicina en China. En los años 70 del siglo XX, el doctor Lin Youying ejerció la docencia en el Instituto de Medicina Tradicional China de Beijing, donde dejó, como una valiosa herencia para sus discípulos chinos y extranjeros, su sobresaliente técnica médica, fruto de sus incontables experiencias clínicas. Por otro lado, ha viajado muchas veces a Polonia, invitado a participar en eventos académicos de su especialidad.

Al comienzo, el doctor Lin Youying dijo: "Todo el mundo sabe que tanto la concepción como la teoría y los métodos de la medicina tradicional china son diferentes de los de la medicina occidental. Cada una de ellas tiene sus propios criterios sobre el cuidado de la salud, la prevención de enfermedades y la terapia correspondiente.

En un libro sobre la medicina tradicional china hay una frase que asegura que "todas las calamidades que afectan a la salud se originan en factores que tienen tres únicas procedencias: una procedencia interna, otra externa y otra que es la existencia entre las dos."

Dijo además que los factores internos están constituidos por siete estados de ánimo, es decir, los sentimientos de alegría, cólera, nerviosismo, ansiedad, tristeza, pánico y miedo. Por su parte, los factores externos son el aire, el frío, el calor, la humedad, la sequedad y el fuego. Por último, existen las causas ni internas ni externas o sea los factores de la existencia entre los 2 factores internos y externos están dados por los alimentos, los elementos biológicos del medio (todo tipo de elementos vivos que se encuentra en la lucha contra la naturaleza), agentes externos que causan heridas y contusiones, imponderables de la vida sexual.

Luego, el doctor Lin Youying pasó a explicar algunos por menores de las relaciones entre estos factores así agrupados y los órganos.

Hay una interrelación entre los factores internos y externos. En primer lugar, si en la vida de una persona no se alternan con frecuencia los siete estados de ánimo arriba mencionados, los órganos del cuerpo no podrán mostrar la plenitud de su capacidad fisiológica, pero si uno de estos estados de ánimo sobrepasa un grado de su intensidad normal, perturbará la fisiología de los órganos y causará la enfermedad. Por otro lado, si cualquiera de los siete estados de ánimo señalados muestra un exceso de debilidad, también producirá una anomalía en el funcionamiento de los órganos.

Añadió que en segundo lugar, es conveniente tener en cuenta que, si no hubiera cambios en el clima, es decir, si no hubiera elementos externos relacionados con las actividades biológicas, nadie podría crecer ni vivir. Pero si estos cambios son exagerados o demasiado imperceptibles, el ritmo de la vida humana termina alterándose y proporcionado un campo propicio para que se produzcan diversas enfermedades. Recurriendo a una comparación, podemos decir que esta interrelación se parece a la relación que hay entre el agua y el barco. El agua es un elemento que le permite dos cosas al barco: por un lado flotar, y, por otro, hundirse. Son las circunstancias internas (condiciones de la estructura del barco) y las externas (caudal, fuerza, nivel del agua). También podemos decir que, según las Leyes de la naturaleza, en la primavera se produce el nacimiento o el renacimiento; en el verano, el crecimiento; en el otoño, la cosecha; y en el invierno, la quietud y la secreta incubación de la vida. Son cambios indispensables para la perenidad de la vida en la naturaleza. Sin embargo, una alteración de estos cambios, afectan el proceso biológico y perturba la salud de las personas.

Un dicho que se inscribe dentro de la medicina china dice que hay que cuidarse del mal viento durante las 4 estaciones. Hay que entender, en este dicho, que el "viento patógeno" no es otra cosa que las alteraciones que se producen en la normalidad del clima. Ante esto, hay que considerar que la salud, lo mismo que la debilidad orgánica, varía según las personas. Así, algunos son congénitamente fuertes; y otros, débiles, por diversos factores producidos después de su nacimiento. Obviamente, quienes tienen buena salud pueden enfrentar las alteraciones del clima sin mayores problemas; y quienes sufren de debilidad orgánica, son propensos a resultar seriamente afectados por diversas enfermedades. Obviamente, quienes tienen buena salud pueden enfrentar las alteraciones del clima sin mayores problemas; y quienes sufren de debilidad orgánica, resultan seriamente afectados por diversas enfermedades.

También hay que considerar que, por factores congénitos o adquiridos, el carácter varía según las personas. Algunos son sentimentales, otros son impasibles y fríos. Hay quienes tienen buen carácter y cultivan el buen humor, y otros son irritables y coléricos. Esto hace posible que unos soporten sin mayores consecuencias un suceso triste o doloroso y otros, que no puedan tolerarlo y terminen enfermos.

EL DOCTOR LIN YOUYING SE REFIRIÓ A LA PREVENCIÓN Y LA CURACIÓN DE LA GOTA

Como se sabe, dijo el doctor Lin, la gota es una enfermedad causada por una anomalía del metabolismo de las proteínas, que trae como consecuencia un nocivo aumento del ácido úrico en la sangre.

La gota, igual que el reumatismo, continuó diciendo el doctor Lin, produce hinchazón y dolor en las articulaciones menores, principalmente de los miembros inferiores y de los dedos, con la diferencia de que el dolor causado por la gota es mucho más intenso. Si esta enfermedad no se cura a tiempo, puede acabar afectando a los riñones y generando la uremia, una enfermedad que puede causar la muerte.

Sobre las causas de la gota el doctor Lin Youying dijo: "Varios son los motivos que causan la enfermedad de la gota. Se puede mencionar, por ejemplo: el exceso de cansancio, sufrir con frecuencia frío y humedad externa y, sobre todo, una alimentación desequilibrada, con una excesiva dosis de carne y de alimentos

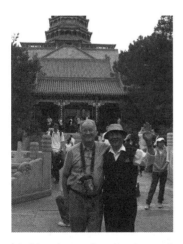

Lin Youying y el padre de su alumno polaco en Beijing

grasos o con demasiado proteína. Este tipo de dieta altera de manera grave el funcionamiento del estómago y de los intestinos y afecta la capacidad de digestión."

Añadió que según los criterios de la medicina tradicional china, si se perturba la importante función de la absorción, se produce una humedad malsana en el interior del cuerpo. Lo negativo de esto está, además, en tal humedad se queda en las articulaciones, soldándolas. En este caso, debido a los frecuentes embates del frío y la humedad ambientales, la gente es vulnerable a padecer la enfermedad de gota. En sus niveles de gravedad, la gota causa tanto dolor que los pacientes no pueden ni caminar.

Acerca del tratamiento de esta enfermedad empleando métodos propios de la medicina tradicional china, el doctor Lin dijo: "La terapia que aplicamos a la gota no solo consiste en eliminar el dolor, sino también en lograr restablecer la normal circulación del Qi, de la energía interna y de la corriente sanguínea, así mismo, los esfuerzos médicos se orientan a regular el funcionamiento del estómago y de los intestinos, tonificar y lubricar las articulaciones, a mejorar la capacidad del metabolismo y a eliminar la humedad y la pegajosidad maligno del cuerpo. En fin, el objetivo principal es revitalizar el organismo, activar la circulación de la sangre y vigorizar la energía vital."

Además, el doctor habló de un importante principio de la medicina china: " El dolor se produce cuando la circulación del Qi y de la sangre sufren algún estancamiento; y desaparece, cuando estas dos corrientes circulan normalmente." Por eso, es necesario eliminar la humedad y la pegajosidad nociva del cuerpo y tonificar las articulaciones, a fin de hacer desaparecer la inflamacion y el dolor y permitir que las articulaciones se muevan en forma natural."

Más adelante, el doctor Lin Youying contó: "En la curación de enfermedades, la medicina tradicional china pone especial énfasis en combinar los criterios de prevención, curación y dieta alimenticia. Así, para prevenir y curar la gota, además de administrar medicamentos se recomienda, al mismo tiempo, un régimen alimenticio que consiste en una dieta frugal, nunca excesiva, sobre la base de alimentos que contienen fibras, tales como el mijo, el maíz, el alforfón, el camote, diversos tipos de frijoles, la soya y sus derivados, avena, etc. Estos alimentos fortalecen la fisiología del estómago y de los intestinos y aumentan la capacidad de la digestión. Y no se trata de eliminar la carne, ni las grasas ni las proteínas; se trata, más bien, de moderar en forma racional su consumo".

En la tercera parte de la interesante entrevista que yo sostuve con el doctor Lin Youying sobre la prevención y la curación de la enfermedad de la gota.

El doctor Lin Youying insistió en que la dieta alimenticia es un rubro muy importante en el tratamiento de la gota. Incluso, accedió a darnos una receta de comida, que sirve tanto para prevenir como para curar el referido mal, sobre todo en su fase inicial. El nos habló: "Se trata de una sopa simple, hecha con "granos de lágrimas de David o de Job", denominado en chino "Yimi o Yirenmi" (en latín: semen coicis; en inglés: coix seed). Es una hierba de India que fructifica en espigas cuyos granos parecen, precisamente, "lágrimas". De los granos, duros y de un color gris claro, se suelen hacer cuentas de collares o de pulseras. Es un fruto de gran poder medicinal, especialmente indicado para los pacientes que sufren de gota. Tiene un notable efecto diurético y de quitar la humedad del organismo, y es un laxante muy efectivo. Por eso, regula las funciones digestivas, abre el apetito, desinflama y elimina el dolor. A los que ya padecen de gota se les recomienda una sopa hecha de arroz y de granos de YIMI, en proporciones iguales, a la que se le debe añadir una porción de frijol rojo (50 gramos). Se aconseja tomar la sopa 2 veces al día no solo para curar la gota sino también para prevenirla. Tomada así, esta sopa fortalece el bazo, importante órgano de la digestión, estimula el apetito, elimina el estreñimiento, es un magnífico desinflamante y un eficaz calmante del dolor.

El doctor Lin Youying dijo además: "Los pacientes deben usar medias y zapatos holgados, que no les ajusten ni la canilla ni el pie. Es fácil deducir que esto les facilitará una buena circulación de la sangre en los pies, cosa que, además, se consigue lavándoselos de manera persistente con agua tibia cuya temperatura oscile entre los 38 y los 40 grados. Al final, luego del lavado, es conveniente frotar unos minutos con la mano la parte central de la planta, o sea, el punto de Yongquan (punto37). Es una especie de masaje que sirve para tonificar los riñones."

El doctor recomendó también que, en época de frío, los que padecen de gota se abriguen bien los pies y eviten la humedad a toda costa.

Un antiguo dicho conocido en el ámbito de la medicina tradicional sostiene que la vida nace en los pies. El sentido de esta afirmación se orienta a dar importancia al cuidado de los pies. Así, por ejemplo, para tener una energía vital indoblegable y vigorosa, capaz de no dejarse perturbar por el acoso de las enfermedades, se recomienda mantener siempre el calor en los pies.

El doctor Lin Youying subrayó la necesidad de observar algunas recomendaciones ya formuladas: "Los pacientes de gota no deben olvidar de reducir al máximo, de su dieta alimenticia, la carne, las grasas y las proteínas, y poner especial atención en el consumo de cereales, verduras y frutas. La secuela dejada por los factores causantes de la gota, por ejemplo, consumo excesivo de carne, grasas y proteínas, sigue afectando el metabolismo, las funciones digestivas, la capacidad de los riñones y del hígado y la eliminación normal de la orina. Por eso, mientras existan las manifestaciones de la gota tales como el dolor, la deformación y calcinación de las articulaciones, es necesario observar la dieta alimenticia indicada. Ya después, cuando la gota haya sido superada y los órganos afectados hayan recuperado su normalidad, la dieta alimenticia también puede volver, sin olvidar la prudencia, a los cauces de su normalidad, cuidando de que sea racional y equilibrada."

El doctor añadió que otra cosa que no hay que olvidar, tanto para evitar la gota como para ayudar a su alivio, es cuidar que haya una relación razonable entre el trabajo o cualquier actividad y el descanso. Hay que procurar no llegar a la fatiga.

El doctor Lin Youying, dio otras recomendaciones sobre la prevención y la curación de la gota y en relación con la humedad en el organismo.

La medicina tradicional china considera que el licor produce humedad y calor en el interior del cuerpo. Cuando se toma bebidas alcohólicas o se fuma en exceso, se produce, en el interior del cuerpo, un vapor caliente que desaparece en seguida, dejando una humedad que puede hacer daño al organismo. Por lo cual, tanto beber como fumar, sobre todo en dosis altas, está contraindicado para los pacientes de gota. Y es bueno tener en cuenta que, por lo general, las personas que beben en exceso, tienden a acumular humedad en su organismo, lo que hace que la capacidad fisiológica del estómago y de los intestinos sea deficiente.

Esta deficiencia es dañina. La capacidad fisiológica de los órganos señalados debe mantenerse en un buen nivel, ya que es fundamental para la digestión, la absorción y el metabolismo. Más adelante, me dijo que, según la medicina tradicional china, la mejor defensa contra el embate de las enfermedades es conservar robusta la energía vital. Y esto se puede conseguir de una manera muy fácil, a través de una dieta alimenticia realmente equilibrada, en la que predominen los cereales, las verduras y las frutas y haya menos carne, grasas y proteínas. Hay mucha gente que se deleita comiendo abundante carne, mariscos, alimentos grasosos, pero no hay que olvidar que "lo exquisito" y "lo delicioso" no siempre significan salud: al contrario, predisponen a contraer enfermedades.

Al fin de la entrevista, el doctor Lin dio "un par" de consejos prácticos para la salud de los niños:

" Si desea que su niño sea saludable y vital, nunca le dé de comer hasta el hartazgo. A la hora de las comidas, procure, más bien, que se quede con un poco hambre. Si su niño toma el hábito de comer mucho, terminará afectando el buen funcionamiento de su estómago y de sus intestinos, con el consiguiente estancamiento de la comida en los órganos de la digestión. Hay otra cosa: tampoco abrigue mucho a su niño. No le ponga más ropa de la necesaria, porque si usted exagera arropándolo, su niño padecerá de fuego interior y, como en el caso anterior, quedará propenso a contraer cualquier enfermedad.

"Para vigorizar la capacidad fisiológica del estómago y de los intestinos de su niño, debe practicar lo que dice un dicho chino: "llevar al niño a comer en cien hogares." Esto quiere decir, que su pequeño debe adquirir la buena costumbre de comer de todo, dentro del criterio de moderación y comida equilibrada.

Finalmente, sobre cómo influye el estado de ánimo en las enfermedades, el doctor Lin dijo:"El estado de ánimo es un factor sumamente importante en la salud. Así, una persona psicológicamente equilibrada, sin alteraciones patológicas, es casi inmune a las enfermedades, por la sencilla razón de que el habitual equilibrio emocional aumenta la capacidad inmunológica".

Deseo que las explicaciones y los consejos del doctor Lin Youying sobre la gota resulterían útiles para todos los lectores.

CURACIÓN Y PREVENCIÓN DE ACCIDENTES CEREBROVASCULARES

La creciente frecuencia, en todo el mundo, de las enfermedades cerebrovasculares, como la trombosis y los derrames cerebrales, imponen la necesidad de buscar formas eficaces de prevención y curación. Aunque el riesgo más grave es la propia muerte, hay otros que ensombrecen el hecho de haber salvado la vida. Así, la mayoría de quienes logran sobrevivir terminan padeciendo hemiplejia o alguna forma de parálisis, incluyendo la general, que anula por completo al individuo. Los casos más severos son aquellos en que los pacientes, al perder definitivamente su capacidad de llevar una vida que se aproxime siquiera a lo normal, se convierten en una carga dolorosa para sus familiares.

¿Cómo se cura y se previene esta enfermedad en China? El doctor Huang Yining nos habla de este problema.

Huang Yining es jefe del Departamento de Neurología Interna del Hospital Nº1 de Beijing, anexo a la Universidad de Beijing, con estudios de postgrado en Francia y Alemania. Con amplio dominio del inglés, del alemán y del francés y con un

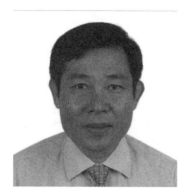

El doctor Huang Yining

prestigio bien ganado en el terreno de la neurología interna en China, es un distinguido profesional que asiste con frecuencia, especialmente invitado, a importantes seminarios internacionales.

El doctor Huang destaca que "las estadísticas del Ministerio de Salud Pública de China señalan que ahora en todo el país cada año 8 millones de pacientes sufren males cerebrovasculares y la tasa de muerte alcanza el 30 por ciento."

TRATAMIENTO DE LAS ENFERMEDADES CEREBROVASCULARES

El centro donde trabaja el doctor Huang Yining es un hospital general moderno que goza de fama en Beijing y en el país. Sobre las formas de tratamiento de los accidentes cerebrovasculares, opina que "en la práctica clínica, además de utilizar los diversos trombolíticos elaborados en nuestro país, elegimos también trombolíticos producidos en países extranjeros como EEUU y Alemania. Por ejemplo, dentro de las 4,5 horas, utilizamos un trombolítico rt-PA, elaborado en Alemania, cuya eficacia es buena.

También aprovechamos las ventajas de nuestro hospital, donde reunimos las más diversas especialidades como la neurología interna, la cirugía cerebral, la urología, la medicina interna, etc., que nos ofrecen un enorme potencial. El caso es que algunos pacientes, además de las enfermedades cerebrovasculares, padecen también otras enfermedades tales como cardiopatías, afecciones a los riñones, dolencias pulmonares, etc. Esto nos obliga a desplegar plenamente nuestras ventajas y nuestras fuerzas. Así, por ejemplo, hemos organizado un pequeño grupo especializado en la curación de enfermedades cerebrovasculares. Cada semana o cada dos, convocamos una reunión para discutir no solo sobre el estado de las enfermedades de los pacientes sino también sobre el plan de tratamiento considerando las diversas especialidades. En esas reuniones extraemos conclusiones sobre como diagnosticar y curar las enfermedades de forma más rápida, más profesional, más eficaz y segura."

TRATAMIENTO DE LAS ENFERMEDADES CEREBROVASCULARES CON INTEGRACIÓN DE LA MEDICINA CHINA Y LA OCCIDENTAL

Acerca del tratamiento de los accidentes cerebrovasculares integrando métodos y principios de la medicina china con los de la medicina occidental, el doctor Huang Yining considera que "con más de cinco mil años de experiencia, enriquecida con una práctica y una observación constantes, la medicina tradicional china ha llegado a establecer un peculiar conjunto de principios y métodos que le permiten diagnosticar y curar, entre otras, las enfermedades cerebrovasculares. Muchas recetas y medicamentos elaborados, incluido el método de la acupuntura, creados y descubiertos por nuestros antepasados a lo largo de miles de años, han alcanzado una incuestionable eficacia, con la ventaja de generar menos, incluso no generar, efectos secundarios, como sucede con los medicamentos elaborados con procedimientos químicos. Esto explica, precisamente, la razón por la cual los chinos siguen usándolos profusamente hasta hoy día. Así, por ejemplo, las inyecciones de Danshenchuanxiong, Shuxuetong, Xuesaitong etc. que se utilizan con frecuencia en la práctica clínica, cumplen la función de activar la circulación de la sangre y evitar su estancamiento. Además, en la práctica clínica, se utilizan más los medicamentos chinos de múltiples tipos para curar esta enfermedad, tales como infusiones, píldoras, cápsuras y tabletas. Son, por esto, importantes recursos terapéuticos para el tratamiento de estas enfermedades. Nuestro gobierno y nosotros, quienes nos hemos formado con los principios de la medicina occidental, concedemos especial importancia a la medicina tradicional y sacamos el máximo provecho a sus ventajas y potencialidades."

Huang dijo, además, que las investigaciones de los principios teóricos de la medicina tradicional china se realizan también en otros países, tales como EEUU, Alemania, Japón, etc. Ahora, estamos multiplicando la experimentación en las investigaciones con el fin de proporcionar más resultados positivos en el tratamiento de las enfermedades celebrovasculares utilizando remedios de la medicina china. La feliz culminación de esta investigación beneficiará no solo al pueblo chino, sino también a los pueblos de todo el mundo. "

El doctor Huang agregó que "efectivamente, la acupuntura es un método terapéutico eficaz en el tratamiento de los accidentes cerebrovasculares. La acupuntura cumple una excelente función en la activación de las neuronas, dentro de un proceso de recuperación inmediata de estas. También estimula la circulación de la sangre y vigoriza la energía.

En China hay numerosos hospitales especiales de la medicina tradicional china con mucho más métodos terapéuticos tradicionales originales. Por ejemplo, además de recetar medicina china, se aplica acupuntura, se pone moxa, se hacen masajes con manipulaciones tradicionales de la medicina china, etc. Razón por la cual, muchos pacientes con una enfermedad grave y que han superado el peligro en nuestro centro, eligen con frecuencia el hospital especial de la medicina china después del alta hospitalaria para recuperarse mucho mejor."

RESTABLECIMIENTO DE PACIENTES CON ENFERMEDADES CEREBROVASCULARES

El doctor Huang Yining hizo interesantes acotaciones en torno al restablecimiento de los pacientes que sufren enfermedades cerebrovasculares. He aquí sus palabras:

"Es conveniente estimular y ayudar a los pacientes para que logren un rápido restablecimiento. Generalmente, durante los primeros dos o tres días, las manifestaciones del mal suelen ser graves; pero cuatro o cinco días después, tienden a disminuir. Si la situación es estable, o sea, si no hay fiebre ni manifestaciones de la hipertensión como la taquicardia, y si el paciente ha recuperado la consciencia, dos o tres días después se les puede ayudar a mover suavemente los brazos, las piernas, las manos, los pies, etc. Incluso se les puede practicar masajes para activar la circulación de la sangre, vigorizar la energía vital y disminuir la atrofia y prevenir la mala formación de los miembros."

El doctor hizo más acotaciones sobre la importancia de la acupuntura en este proceso de recuperación. Considera que "para el restablecimiento de los pacientes, la acupuntura tiene un notable grado de eficacia. Por ejemplo, cuando, durante la

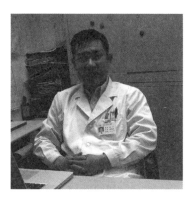

El doctor Huang Yining

primera etapa de la parálisis, los músculos de los pacientes se vuelven blandos y flojos, la acupuntura puede ayudar a devolver la tensión muscular. Luego, cuando, en la etapa final, los músculos se vuelven duros y la tensión muscular es fuerte y los pacientes tienen muchas dificultades para mover sus miembros, la acupuntura es capaz de restituir el movimiento perdido, e incluso a disminuir el dolor."

"Naturalmente, la medicina occidental también tiene una serie de métodos terapéuticos para conseguir el restablecimiento de los pacientes. Se pueden mencionar, por ejemplo, los masajes y la utilización de una serie de aparatos. Ahora bien, nosotros hemos decidido adoptar un método que combina la medicina tradicional y la occidental."

PREVENCIÓN DE LAS ENFERMEDADES CEREBROVASCULARES

El doctor Huang Yining opinó :"En la labor de prevención de los accidentes cerebrovasculares hay que tener en cuenta dos casos algo diferentes: uno, la prevención propiamente dicha, que consiste en evitar que el mal se manifieste en personas que no lo padecieron antes; y otro, que radica en tratar de que el mal no se vuelva a presentar en el paciente que ya lo padeció."

El doctor Huang Yining pasó a dar otros detalles relacionados con esto:

"Para el primer caso, no hace falta que intervenga necesariamente un especialista, pues se trata de detectar de uno u otro modo, en uno mismo o en los demás, ciertas manifestaciones peligrosas como la hipertensión, la obesidad, la diabetes, las cardiopatías, el alto índice de colesterol en la sangre, la insuficiencia temporal de irrigación sanguínea en el cerebro, que pueden conducir, a la larga o en forma inmediata, al padecimiento de una enfermedad cerebrovascular. La detección de estas manifestaciones, en las que puede intervenir cualquier entidad cercana o los centros profilácticos, tiene el objetivo de alertar acerca de la inminente presencia del mal y recomendar un inmediato tratamiento especializado. Una de las más sencillas formas de prevención en estos casos es la práctica diaria y disciplinada de deportes o ejercicios.

Luego, el doctor Huang Yining puntualizó: "El segundo caso de prevención, en el que los esfuerzos se orientan a impedir que

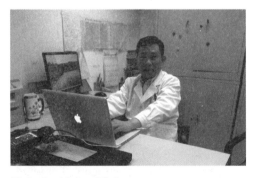

El doctor Huang Yining

se repita el mal en el mismo paciente, es una tarea de nosotros, los profesionales de esta rama, tarea bastante delicada por cuanto los que superan el mal quedan en un estado muy vulnerable a las recaídas."

El doctor Huang Yining contó que conviene saber quiénes necesitan un especial cuidado por tener un organismo propenso a padecer enfermedades cerebrovasculares.

Así, dijo, se pueden mencionar a las personas de edad avanzada y, entre ellas, a las de sexo masculino, que son más vulnerables que las de sexo femenino. Hay que incluir también en esta lista a las mujeres que se hallan en la etapa de menopausia. Y, al respecto, hay un asunto digno de tener en cuenta, según el cual, las personas que viven en el hemisferio occidental como Europa, América, u Oceanía suelen tener una acentuada propensión a padecer de trombosis causada por caída de las placas de los grandes conductos sanguíneos del cuello y del corazón, representando un 90 por ciento del total de personas que padecen los accidentes cerebrovasculares; por su parte, el riesgo de derrame cerebral entre estas mismas personas alcanza un 10 por ciento. Asimismo, entre las personas de Oriente (Asia nororiental y suroriental), incluidos los chinos que padecen accidentes cerebrovasculares, por lo general, quienes padecen de trombosis alcanzan un 70%, y en los pequeños conductos sanguíneos cerebrales que son particularmente estrechos, en una proporción que asciende al 30 por ciento; y de derrame cerebral, entre el 30 y el 50 por ciento. Esto hace pensar que hay varios factores, como la edad, el sexo y el origen étnico que juegan un rol importante no solo en la incidencia sino también en el tipo de males cardiovasculares.

Pero hay que añadir otro factor en el que la prevención resulta difícil por no decir imposible: el factor hereditario.

Reveló el descubrimiento que la estrechez de los conductos sanguíneos guarda relación con las características del lugar en que viven las personas. Así, por ejemplo, en ciudades como Beijing y Shanghai, donde hay un alto nivel de vida, las personas tienen conductos sanguíneos más estrechos que las que viven en las zonas pobres y apartadas, tales como las provincias de Qinghai y Shaanxi, la Región Autónoma de Mongolia interior, etc. Los primeros grupos padecen más trombosis cerebrales; y los segundos, más derrames cerebrales. Dijo, así mismo, que este descubrimiento ha sido posible gracias al análisis minucioso de las estadísticas de las personas con enfermedades cerebrovasculares, pero sin incluir a las relacionadas con hipertensión, edad, diabetes, etc.

Luego, el doctor Huang Yining hizo las siguientes acotaciones:

"Entre los diabéticos de más de 40 años, advertimos que el 30 por ciento tenía conductos sanguíneo-cerebrales estrechos y que, además, el 6 por ciento había llegado a padecer un derrame cerebral. Pero lo extraño de todo esto es que muchos de ellos no habían manifestado síntomas de la enfermedad. Por eso, los diabéticos deben controlar bien su estado de salud a fin de detectar a tiempo los factores que pueden perjudicar a los vasos sanguíneos, haciéndolos más estrechos y produciendo, finalmente, la trombosis.

El riesgo de padecer accidentes cerebrovasculares es más grande si una persona padece, a la vez, de diabetes y de hipertensión.

Todo esto lleva, justamente, a la conclusión de que, para prevenir las enfemedades cerebrovasculares, es necesario mantener un control estricto de la presión arterial y de la diabetes."

ESTRECHA RELACIÓN ENTRE ALIMENTACIÓN E HIPERTENCIÓN

Finalmente, el doctor Huang Yining hizo hincapié en el hecho de que la alimentación tiene una estrecha relación con la hipertensión arterial; y, a la vez, la hipertensión guarda una estrecha relación con los accidentes cerebrovasculares. Por eso se debe prestar importancia a la dieta alimenticia.

Huang concluyó: "En China, un país de vasta extensión geográfica, hemos advertido que quienes habitan en el norte tienen una propensión mayor a padecer accidentes cerebrovasculares que quienes viven en el sur; y los que habitan en la zona Occidental, más que aquellos que viven en el el área oriental. Según nuestras observaciones, además de las acentuadas diferencias climáticas, la alimentación también influye en la incidencia de estas enfermedades. Por ejemplo, los que habitan en el norte y en occidente, consumen alimentos más salados que los del sur y oriente. Esto nos lleva a recomendar un especial cuidado en evitar los alimentos muy salados, de alto contenido en grasa y de mucho colesterol, dando preferencia a una dieta alimenticia sobre la base de frutas y verduras, especialmente las de hojas verdes, pues ayudan a disminuir la acumulación de grasa y colesterol en la sangre, sustancias que pueden llegar a obstruir los conductos sanguíneos y producir la trombosis."

PREVENCIÓN Y TRATAMIENTO PSICOLÓGICO DE ENFERMEDADES MENTALES

Casi siempre, cuando hablamos de salud, nos referimos al bienestar de nuestros órganos y de nuestra fisiología; sin embargo, tan importante como esto es la salud mental, es decir, ese ansiado equilibrio de nuestro estado psicológico que nos proporciona buen ánimo, lucidez y buena disposición para enfrentar los múltiples asuntos de la vida. El famoso cirujano cerebral You Yucai, exdirector del Departamento de Cirugía Cerebral del Hospital N#1 de Beijing, anexo a la Universidad de Beijing, reflexionó sobre este problema, tan habitual en China como en otros países del mundo.

El doctor You Yucai, graduado en la Universidad de Medicina de Beijing, anexo a la Universidad de Beijing, lleva ya varias decenas de años dedicado a la cirugía cerebral. El comentó:

"La cirugía cerebral guarda estrecha relación con la neurología y la psiquiatría. Por ejemplo, las enfermedades que afectan a los conductos sanguíneos cerebrales, tumores o heridas en la cabeza, etc., producen efectos psicológicos de

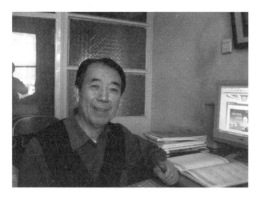

El cirujano cerebral You Yucai

diverso tipo en los pacientes. Son alteraciones que perturban el comportamiento normal y es bueno tener en cuenta sus tendencias y características."

El doctor You añadió: "Todos llevan consigo alteraciones y cambios en el carácter, el estado psicológico, la facultad de emprender cualquier acción o empresa, etc. Pongamos un ejemplo: el modo de ser habitual, abierto y alegre, de una persona, puede convertirla, con cualquiera de esos males, en algo totalmente diferente: lo más común es que se vuelve retraída, reservada y huraña. Al hablar con los demás, empleará palabras cargadas de desaliento y hasta podrá caer en extravagancias que nadie entenderá." El doctor You Yucai, dijo además: "Por lo general, al principio, estos síntomas apenas se advierten pero cuando se ponen de manifiesto de manera sistemática y progresiva, entonces conviene llevar a la persona de inmediato al médico a fin de que sea sometida a un examen minucioso. Como en toda enfermedad, el tratamiento oportuno puede evitar el agravamiento y la consiguiente intervención quirúrgica."

El doctor You Yucai se refiere especialmente a que con el avance de la edad, se van presentando una serie de alteraciones psicológicas y fisiológicas que determinan cambios en el carácter y en el comportamiento. Lo más frecuente es la progresiva debilidad de las facultades mentales que puede conducir a estados patológicos de cuidado como los derivados de la demencia senil. Pero esa progresiva disminución de las facultades mentales puede ser benigna y reducirse al frecuente olvido de las cosas y a un lento reconocimiento de su propia circunstancia. Estas manifestaciones de la senilidad, benignas o graves, se pueden ahora prevenir.

¿Y cómo se previene esta enfermedad de la demencia senil en sus diversos grados?

Hay fórmulas bastante sencillas. Una de ellas consiste en proponerse siempre, cuando uno todavía es joven, tomar con mucha filosofía los contratiempos de la vida, por graves y difíciles que sean. No tomar las cosas a la tremenda sino con lucidez y calma. El impacto que produce una desgracia en uno produce una reacción natural, inevitable, pero luego, pasados los primeros momentos, se impone la necesidad de la reflexión, de la actitud sensata. Esto es posible y debe ser una norma en la vida. Lo mismo hay que hacer con las cosas que nos violentan y nos llenan de ira: luego del impacto inicial, tratar de ser razonable. Todas las

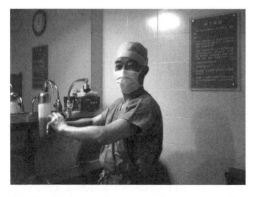

You Yucai preparándose para una operación

emociones fuertes y los accesos de depresión son controlables. Si uno empieza a practicar ese control con disciplina y constancia, así se previene el deterioro de las facultades mentales y emocionales en la vejez.

Por otro lado, junto a la reflexión, hay que dejar también abiertas las válvulas de escape, como el llanto, por ejemplo.

El doctor You Yucai detalló extensamente los modos de aumentar la memoria y prevenir la demencia senil, una dolencia de moda en el mundo actual. He aquí un extracto de sus recomendaciones:

1. Además de evitar el impacto de estímulos fuertes en las células, producidos por la tensión nerviosa, la ansiedad, las emociones fuertes y los accesos de mal genio en todas sus manifestaciones, las personas mayores deben cultivar el hábito de leer, escribir su propio diario, recitar poemas, por lo menos durante una hora al día.

2. Hay que ejercitar la actividad cerebral de vez en cuando realizando cosas de cierta complicación como cocinar, pintar, tocar algún instrumento musical. Así, el cerebro entrará en actividad y ganará en salud.

3. De acuerdo con la capacidad física de cada cual, es saludable correr en forma lenta, caminar o pasear por lo menos una media hora al día. Esto revitaliza el organismo y, además de hacer entrar en ritmo de actividad los pulmones y el corazón, se produce una mayor oxigenación de la sangre. También aumenta la capacidad metabólica de las células cerebrales y proporciona mayor capacidad para pensar, discernir, asociar y recordar. Los resultados conseguidos con estos procedimientos no se pueden conseguir fácilmente tomando medicamentos.

4. La capacidad de la memoria aumenta adquiriendo el hábito de incluir en la dieta diaria comidas que contengan vitaminas B, C y E, en mayor cantidad, así como caroteno, ácido fólico y minerales. Esos elementos, los contienen el huevo, la leche y sus derivados, la nuez, la soya, la sardina, el zapallo, el sésamo, el albaricoque, la zanahoria, el plátano, la uva, la naranja, los hongos, etc.

5. Hacer el ejercicio de masticar con frecuencia. ¿Por qué? Porque este ejercicio pone en acción nervios y músculos que, a la vez, estimulan las células del área del cerebro en que se encuentra la memoria. Precisamente, a medida que la edad avanza, estas células degeneran y producen la pérdida de memoria. Para muchas personas, masticar chicle, costumbre difundida por los norteamericanos, es algo de mal gusto, pero, tomado como ejercicio para la salud mental puede resultar beneficioso.

El doctor You también habló de un tema relacionado con los jóvenes; la psicopatía de los adolescentes y los jóvenes. El dijo: "La psicopatía entre los adolescentes y los jóvenes, un mal algo frecuente, es una manifestación del desequilibrio de la salud mental. Esta enfermedad se produce por diversos motivos, incluyendo el factor congénito. Si durante el período del embarazo la madre es víctima de fuertes tensiones o traumas psicológicos o accesos de mal genio, el feto puede sufrir las consecuencias con alteraciones en su salud mental, ya sea en forma de manías inexplicables, de rebeldías que no aceptan ningún tipo de autoridad, de variados complejos, el más común de los cuales es el sentimiento de inferioridad. En estos casos, hay que llevarlos al especialista sin tardanza. Lo aconsejable, por eso, es que la madre en estado de embarazo lleve una vida normal, evitando todo tipo de alteraciones psicológicas."

You dijo además: "Pero es bueno tener en cuenta también que la salud mental de los niños no sólo se puede alterar cuando se halla en el vientre de la madre. Hay también factores externos que entran en acción cuando el niño empieza a vivir fuera del vientre de su madre, por ejemplo, los problemas derivados de la pobreza, de las guerras, de la violencia, de los conflictos familiares, del consumo de drogas y la presión del estudio y del trabajo. Si los padres riñen con frecuencia y crean en el hogar una atmósfera tensa y malsana, los niños acabarán sintiendo miedo y cayendo en la depresión. Si los problemas se agudizan, estos niños probablemente padecerán alguna enfermedad mental. Pero lo mismo ocurre en el medio social, con los agobios de sociedades terriblemente competitivas que introducen presión en las escuelas, en la universidad, en la sociedad entera. En medios así, los niños y los jóvenes resultan vulnerables a cualquier enfermedad mental, incluso pueden llegar al suicidio. Según las estadísticas de un informe autorizado, el 20 por ciento de los niños del mundo padece alguna enfermedad mental. En China existe aún otro problema, ya que debido a la implantación de la política de planificación familiar a partir de 1973, la mayoría de las familias solo tienen un hijo. Casi seis personas, además de sus padres, cuatro abuelos, cuidan a un niño. Razón por la cual, los niños también son propensos a padecer algunas enfermedades mentales por ser demasiado mimados, a saber, egoísmo, carácter caprichoso, insociabilidad, etc. Esto lleva a pensar que toda la sociedad y la familia tienen una seria responsabilidad sobre sus hombros: prestar especial atención a este problema para darle una solución adecuada."

Otro problema es el de los padres que por alguna razón no pueden cuidar personalmente a sus niños, por ejemplo, actualmente, en las zonas rurales de China, donde la mayoría de los padres jóvenes abandonan la tierra natal rumbo a las ciudades a trabajar para ganar más dinero o buscar otros trabajos mejores. Sus hijos se quedan en casa con sus abuelos y, en consecuencia, a estos niños les falta el amor de sus padres. El doctor You Yucai dijo: "El amor, como la leche de la madre, es insustituible y el amor del niño hacia ella forma parte de su propia naturaleza. Por eso, es sumamente importante, para el desarrollo psicológico equilibrado de los niños, el calor del amor de los padres. Por ejemplo: observando a los niños que al nacer están ya junto a su madre y los que tienen que permanecer en la incubadora aquejados de algún mal, es posible detectar entre uno y otro una gran diferencia psicológica que se acentúa en el futuro. El desarrollo psicológico de los niños cuidados por sus padres y los que se hallan bajo el cuidado de sus abuelos o de algún otro familiar, también es diferente. Por esta razón, los padres, cuyos hijos viven en casa de sus abuelos o de otros familiares tienen que aprovechar todas las oportunidades para ver a sus hijos y aconsejar a quienes los cuidan que no los mimen y que, más bien, les enseñen que no pueden ser egoístas ni extremadamente engreídos. En estos casos, la prédica de la solidaridad con los demás y el amor al trabajo, produce mejor resultado en el niño cuando se enseña con el ejemplo. Además, es recomendable, en estos casos, enviar a los niños cuanto antes a la casa cuna o a la guardería infantil para que puedan vivir con otros niños, ya que la interrelación y la experiencia del estudio en común es irreemplazable."

SALUD DURANTE EL EMBARAZO Y POSTPARTO

Para conocer bien todo lo relacionado con el embarazo y con los cuidados que se deben prodigar tanto a la madre como al niño, invitamos a la doctora Wang Wenxiu, exsubdirectora de un centro de salud famoso desde su fundación en 1959, el Hospital de Ginecología y Obstetricia de Beijing para hablar de este tema.

Ahora, Wang Wenxiu está jubilada, pero sigue atendiendo a las pacientes en el hospital. Ella es una médica talentosa y sabia. Es capaz de hacer diversas operaciones ginecológicas, salvando la vida de numerosas mujeres y sus bebés. Antes, demostraba sus magníficas habilidades en otros hospitales, por ejemplo, podía practicar una cesárea requiriendo solo 13 minutos en colaboración con otros médicos. Sus colegas la admiran mucho por sus excelentes dotes médicas y por sus dos ágiles y apreciadas manos, con dedos largos y finos.

La doctora Wang Wenxiu dijo: "Todo el mundo sabe que durante el período del embarazo, las mujeres deben llevar una vida normal pero sin olvidar que tienen que cuidarse en diversos aspectos. Antes, en China, las mujeres embarazadas que no tenían

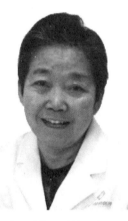

La doctora Wang Wenxiu

ningún problema en particular, debían hacerse ocho exámenes antes del parto. Son exámenes de rutina que se hacen en fechas fijas e impostergables. Pero ahora, conforme avanza el desarrollo de la sociedad, sobre todo, después de la aplicación de la política de Planificación Familiar, la mayoría de las familias solo tienen un hijo. En consecuencia, todas las familias prestan suma importancia a este asunto."

La doctora Wang señaló que si una mujer quiere tener un hijo, debe elaborar un plan y prepararse adecuadamente. Por ejemplo, como mínimo, un mes antes del embarazo, es aconsejable no tomar medicinas, ni licores, ni fumar en la medida de lo posible. Además de complementar con ingestión de alimentos ricos en ácido fólico se puede tomar la medicina con ácido fólico para evitar posibles deformaciones en el bebé, según la sugerencia del médico.

Si la menstruación no viene normalmente, entre una semana y diez días después de la fecha habitual, debería acudir al médico para hacer un examen de orina. Si el resultado de la

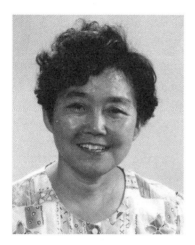

La doctora Wang Wenxiu

orina es positivo, se puede diagnosticar que está embarazada. A partir de este momento, en los tres meses siguientes, tampoco es aconsejable tomar medicinas en lo posible, sobre todo, antibióticos, ni bebidas alcohólicas, ni fumar, ni tener vida sexual. Es recomendable descansar bien y comer alimentos nutritivos. Deben alejarse igualmente de aparatos de rayos X y de otras radiaciones no saludables.

Dijo además que tras los tres primeros meses del embarzo, es conveniente hacer una serie de exámenes, por ejemplo, de sangre, del funcionamiento del hígado, del nivel de azúcar en la orina, de la presión arterial, del corazón, de VIH, de sífilis, incluso de parásitos si se cría gato o perro en casa para que la futura madre tenga buena salud o si existe algún problema pueda adoptar algunas medidas y lograr el tratamiento oportuno en el lapso inicial.

Cuando el feto ya está formado, se hace un examen mensualmente. Esta serie de pruebas sirven para saber si el estado del feto corresponde a los diversos ciclos de su evolución cronológica. Detectar a tiempo si el feto es más grande o más pequeño de lo normal, incluso, si muestra alguna otra anomalía, resulta sumamente importante pues posibilita el oportuno tratamiento. Esos exámenes permiten, por ejemplo, observar la embriocardia del feto y la posición de la matriz y percatarse del desarrollo del feto.

Practicar el examen del niño deforme es muy importante a través de los exámenes de la sangre y ondas ultrasónicas B. Ahora, generalmente, se hace dos veces: la primera se realiza entre las 11 y 14 semanas del embarazo, y la segunda entre las 18 y 24 semanas del embarazo. Si hay algún problema, el embarazo debería suspenderse, mediante aborto o parto inducido, según las sugerencias de los médicos.

Durante la etapa media del embarazo, la matriz aumenta de tamaño y aumenta también el torrente sanguíneo en el útero, lo que trae como consecuencia molestias para la madre. Tendrá dificultades al respirar y sentirá una mayor presión en el corazón y los pulmones.

Añadió luego que durante esta etapa, como el feto crece rápidamente, la madre debe tener un especial cuidado con la comida, que debe ser nutritiva y equilibrada, es decir, contener más proteínas, menos grasas e ingerir más frutas y verduras.

La etapa media del embarazo es un período más estable; no obstante, la futura madre debe cuidarse de los excesos en la vida sexual.

Al referirse a la última etapa del embarazo, la doctora Wang Wenxiu dijo: "En el transcurso de la última etapa, el acentuado crecimiento del feto produce en la madre una sensación de pesadez. Hay, también, cambios en el funcionamiento de la placenta, por lo que se recomienda hacer uno o dos exámenes por semana. Obviamente, si se presenta algún problema no identificado, hay que acudir al médico. "

Agregó que en esta etapa, a fin de saber si su estado es normal, conviene poner atención a los movimientos del bebé, que se producen por la escasez de oxígeno en la matriz y revelan que, por lo general, se mueve varias veces cada hora, y una vez al menos. Si los movimientos se paralizan durante mucho tiempo, o se mueve demasiado, es necesario ir al médico para detectar a tiempo la disminución o la desaparición de la embriocardia u otros problemas.

Generalmente, durante esta etapa, aparecen ciertos males en la madre, como afecciones cardíacas, alta presión arterial, problemas respiratorios y renales, etc., por lo que resulta necesario que el médico examine tanto a la madre como al bebé.

Durante los últimos tres meses de embarazo, hay que abstenerse completamente de la vida sexual a fin de evitar

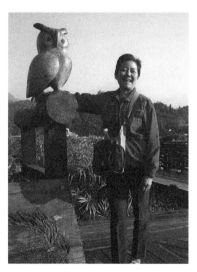

La doctora Wang Wenxiu

infecciones, hemorragias o un parto prematuro. La dieta alimenticia debe ser ligera, frugal y de fácil digestión.

La doctora Wang Wenxiu hizo otras interesantes acotaciones. Así, entre otros asuntos, dijo: "La buena constitución física es muy importante para evitar la cesárea y tener un parto natural. Sé que en Occidente, el índice de las cesáreas es bajo, rondando el 15 por ciento del total de casos; en comparación, China ostenta una tasa alta, pues se sitúa en torno al 50 por ciento. "

Cuando el parto es natural, la madre se recupera de forma tan rápida que, por lo general, luego de tres días ya se puede reincorporar plenamente a sus actividades normales. En algunos lugares de China, sobre todo en el campo, aún subsiste una costumbre tradicional, que consiste en reposar un mes entero después del parto. Muchos entienden que reposar quiere decir permanecer en cama el mes completo a fin de resguardarse del mal viento. Durante ese tiempo, las madres no comen alimentos fríos ni duros, sino blandos y calientes. Nuestros antepasados justificaban esta costumbre asegurando que, después del parto, la madre quedaba débil y al sudar en forma excesiva, dejaba abiertos los poros por los que podrían entrar las corrientes frías y malignas y causar fuertes resfriados y procesos febriles.

Sea como fuere, lo cierto es que después del parto, la madre debe consumir alimentos fácilmente digeribles y realizar actividades de acuerdo con el proceso de recuperación.

Generalmente, 42 días después del parto, la matriz recobra su total normalidad.

En cuanto al recién nacido, la doctora Wang Wexiu dijo: "Lo más recomendable es alimentar al niño con la leche materna, que es insustituible por diversas razones: es altamente nutritiva, se adecúa plenamente a las necesidades digestivas del niño y contiene substancias inmunológicas capaces de contrarrestar enfermedades. Además, es saludable, económica y está al alcance de la mano."

La doctora Wang Wenxiu dijo también que si aparecen con frecuencia erupciones en la cara del niño, no hay que recurrir a ninguna fórmula de curación de heridas, ya que basta con lavarle bien la carita con agua tibia y secarla con cuidado, incluso se puede dejar así, hasta que las erupciones desaparezcan solas.

Si el bebé toma leche materna, no hay problema de estreñimiento. Pero sí toma leche de vaca, hay que dar al niño un poco de agua en el mismo biberón y hay que añadir el agua una vez cada dos biberones.

La doctora Wang Wenxiu recomienda también a las madres que no tengan mucha leche, tomar caldo de patas (de manos) de cerdo con soya o caldo de pescado, especialmente de carpa dorada. Ella dijo además que según la medicina china, la carpa dorada, uno de los peces de agua dulce más exquisitos, que vive en las profundidades, casi en la parte cenagosa, tiene, en general, efectos diuréticos y es capaz de curar los edemas y la ascitis, de eliminar el calor interno del organismo, de tonificar la energía vital y fortalecer el funcionamiento del sistema digestivo, sobre todo, de estimular la secreción de la leche en las mujeres, por lo que se recomienda a las madres tomar caldo de carpa dorada durante la época de lactancia.

Más tarde, la doctora Wang dio una receta para preparar el caldo de carpa dorada para que la madre tenga más leche para su bebé:

Limpiar bien una carpa dorada, es decir, quitar las agallas y escamas y guardar las huevas o hueveras. Sofreír la carpa dorada entera durante unos minutos en poco aceite, hasta que adquiera un color blancuzco. Luego, poner todo en una cacerola y agregar agua, poco sal según el gusto, unas tajadas de jengibre y unas cucharadas de vino amarillo o vino de arroz o vino de uva. Cocer a fuego lento entre treinta y cuarenta minutos. Es un caldo que contiene mucha proteína pero menos grasa.

Finalmente, la doctora Wang Wenxiu expresó su deseo de que todas las mujeres embarazadas tengan un bebé sano y que disfruten de una vida feliz.

TAIJIQUAN Y SALUD

Taijiquan, (conocido como Tai – Chi en el Oeste), ejercicio típico de China que ha suscitado un vivo interés entre numerosas personas, ha sido difundido por casi todos los rincones del mundo.

Zhang Fengying, más de 50 años, es maestra del Centro de Enseñanza de Taijiquan del Parque de Taoranting en Beijing y se ha dedicado a la enseñanza de Taijiquan durante más de 20 años en ese parque.

El número de alumnos de ella está cerca de los 2 mil; y entre ellos figuran ancianos, niños, incluidos extranjeros. El mayor tiene 78 años de edad, y el menor, 12 años. Un día, una persona afectada de diabetes le dijo alegremente a la maestra Zhang que el resultado de sus exámenes de azúcar en la sangre fue normal tras practicar Taijiquan todos los días en el parque. En resumen, practicar Taijiquan ayuda de forma efectiva a curar enfermedades.

Los alumnos extranjeros de la maestra Zhang son estudiantes o turistas provenientes de Inglaterra, Alemania, Italia, Canadá, etc. Por ejemplo, una enfermera canadiense viene casi todos los años aquí para aprender Taijiquan. Ella ha aprendido Taijiquan, Taijiquan con espada y Taijiquan con abanico. Le encanta la cultura china. Su esposo tiene un centro de rehabilitación. Ella también enseña a sus pacientes Taijiquan ya que favorece el proceso de rehabilitación.

La maestra Zhang dijo: "El Centro de Enseñanza de taijiquan del Parque de Taoranting pertenece a la Asociación de Wushu de Beijing, y al mismo tiempo a la Comisión de Deportes del Distrito del Oeste. Siempre que estas dos instituciones organizan algún tipo de actividades, nos invitan a participar."

Zhang Fengying dio un ejemplo: En 1998, cuando Beijing postuló a ser la sede de los Juegos Olímpicos de 2008, se realizó respectivamente una representación de Taijiquan en Gran Muralla y una de Taijiquan con abanico en la Plaza de Tian'anmen en las que 10 mil personas participaron, y entre ellas figuraban los maestros del Centro de Deportes de Taoranting.

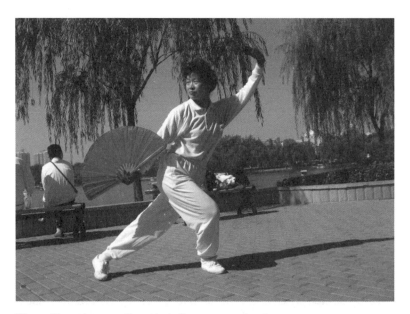

Zhang Fengying practicando taijiquan con abanico

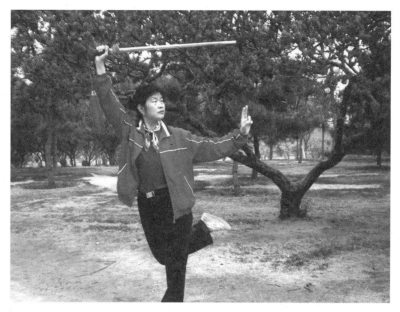

Zhang Fengying practicando taijiquan con espada

Zhang Fengying añadió: "Una vez, Televisión de Hong Kong "Ave Fénix" filmó un documental en la parte continental de China. Invitó a nosotros así como a numerosos aficionados de Wushu para hacer algunas demostraciones en grupo."

BREVE PRESENTACIÓN SOBRE LA HISTORIA DE TAIJIQUAN

Zhang Fengying narró de forma breve la interesante historia de Taijiquan: " Taijiquan se originó en los últimos años de la dinastía Song (960 a 1279). Su fundador era Zhang Sanfeng que vivía en el monasterio de la montaña de Wudang, ubicada en la provincia de Hubei. Durante los últimos años de la dinastía Ming (1368 a 1644) y los principios de la dinastía Qing (1616 a 1911), surgió otra escuela de taijiquan, cuyo creador se llamaba Chen

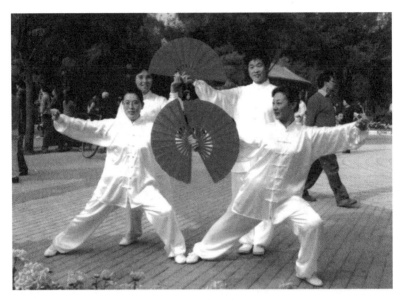

Zhang Fengying y sus discípulas practicando taijiquan con abanico

Bu. Sus movimientos eran rápidos, están llenos de una cierta fuerza explosiva. Chen Bu sólo desveló el secreto de sus artes marciales a sus hijos y nueras, y tal secreto no fue accesible a los demás."

La maestra Zhang agregó que un hombre llamado Yang Luchan aprendió en secreto las técnicas de Chen Bu. Más tarde, Yang Luchan conoció a un príncipe con el que mantuvo una gran amistad. En el palacio de este príncipe se conservaba muchos libros sobre los secretos de las artes marciales. Pues bien, Yang Luchan los leía y mientras tanto practicaba los movimientos. Yang Luchan no podía poner en práctica sus ejercicios ya que la mayoría de las personas que trabajaban en el palacio del príncipe eran muchachas y mujeres. Razón por la cual, Yang Luchan inventó y redactó su propio estilo de taijiquan, cuyos movimientos eran suaves y flexibles. Para fortalecer la salud, las personas generalmente practicaban este tipo de taijiquan. Posteriormente, surgieron otros estilos de taijiquan, por ejemplo, el estilo de Wu, el estilo de Sun, el estilo de Wu. Hasta ahora, suman 5 estilos.

Afirmó que los Taijiquan de Shaolín, del sur, del norte y gongfu de Wudang, todos pertenecen al mágico gongfu de China.

TEORÍA Y FUNCIONES DE TAIJIQUAN

Sobre la teoría y la función de taijiquan, Zhang Fengying dijo: "Taijiquan tiene importantes funciones para mantenerse en forma, conservar la salud y prevenir enfermedades, pero sobre todo para ayudar al proceso de rehabilitación. Cada movimiento tiene su propia teoría sobre la curación de enfermedades ya que su formulación e investigación eran inspiradas en la doctrina de los canales de la medicina tradicional. A mi parecer, la práctica de taijiquan de forma profunda se puede convertir en la práctica

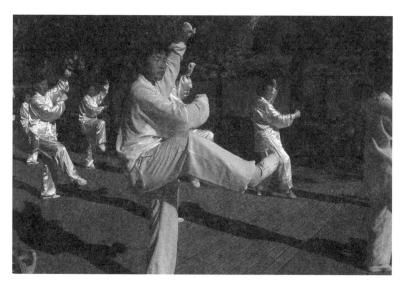

La maestra Zhang enseñando taijiquan a sus alumnos

de un ejercicio profundo llamado el Qigong. ¿Qué es el Qigong? Es la combinación de un ejercicio respiratorio y un ejercicio de concentración. Si no hubiese el ejercicio de concentración, taijiquan sólo sería un ejercicio gimnástico."

La maestra Zhang añadió que cuando empezó a aprender el taijiquan, la gente sólo prestaba atención a los movimientos; pero después de dominar bien cada uno de los movimientos, practicaban los movimientos respiratorios, cuyo ejercicio de concentración se mueve a lo largo de los puntos de acupuntura. Ella puso un ejemplo: Un anciano, de más de 80 años, practica taijiquan todos los días en el Parque de Ritan en Beijing. El se ve muy sano, joven y con buen aspecto. El hace lentamente todos los movimientos, por ejemplo, hace un sencillo movimiento llamado Yunshou (云手), (las dos manos mueven como nubes) durante más de 40 mental, tiempo necesario para que este anciano entre en un estado mental muy profundo.

Zhang Fengying contó: "En China hay un dicho popular: "Las piernas de una persona envejecen antes que el resto del cuerpo." Taijiquan fortalece sobre todo las piernas, el cuerpo de la persona que practica taijiquan no se levanta rectamente, sino como una forma de arco. "

Para una mejor comprensión, ella dio otro refrán chino: "Los movimientos de taijiquan se asemejan a cuando se devana la seda cruda de capullos, cuya forma parece un gato." Se parecen a los movimientos de un gato capturando ratones. Cuando se practica taijiquan, el peso de todo el cuerpo de una persona se mantiene siempre sobre una pierna, y de una pierna pasa a la otra. Conforme pasa el tiempo, las piernas se endurecen. Si una persona practica taijiquan con frecuencia, no le resulta difícil

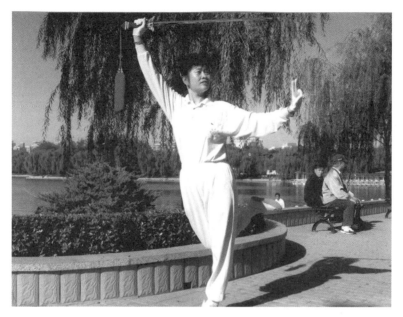

Zhang Fengying practicando taijiquan con espada

subir montañas o escaleras ya que sus piernas están fuertes."

La maestra Zhang señaló que la práctica de deporte aumenta la capacidad inmunológica y excita la capacidad innata de rehabilitación de cada persona, de modo que los órganos de las personas pueden funcionar correctamente.

Zhang Fengying dijo: "No se pueden comparar las personas que hacen deportes y las personas que no hacen. Un movimiento que favorece la salud es el llamado "Goushou" (勾手) . La muñeca se dobla levemente hacia abajo con los dedos unidos). De esta manera, los dedos se dirigen directamente al punto de acupuntura del corazón. Este movimiento promueve la circulación de la sangre en el corazón.

En la palma de la mano hay más de 100 puntos de acupuntura, tales como "shousanyin": el Meridiano del Pulmón

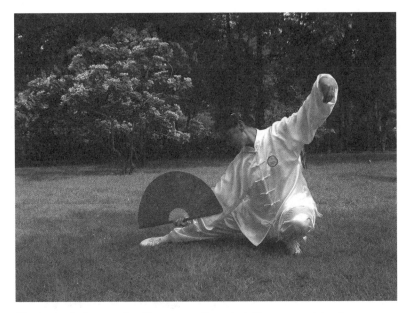

Discípula de la maestra Zhang practicando taijiquan con abanico

(taiyin) del brazo, el Meridiano del Corazón (shaoyin) del brazo y el Meridiano del Pericardio (jueyin) del brazo, "shousanyang": el Meridiano del Intestino Crueso (yangming) del brazo, el Meridiano del Intestino Delgado (taiyang) del brazo y el Meridiano del Sanjiao (shaoyang) del brazo, etc. El movimiento de la muñeca levemente doblada hacia abajo une y excita los puntos del dorso de la mano y del brazo, promoviendo la circulación de la sangre y la energía. Si se practica taijiquan bien, se puede curar enfermedades de forma segura.

Al referirse a sus experiencias, la maestra Zhang contó: " Yo aprendí el taijiquan y estudié un libro llamado "jingluodonggong" (经络动功), escrito por Zhang Guangde, profesor titular de Universidad de Deportes de China. Este libro trata de los movimientos de taijiquan cuyos canales principales y colaterales, considerados como una red de pasajes por donde circula la energía vital, se distribuyen los puntos de acupuntura. El profesor Zhang Guangde, gran maestro de este ejercicio, realiza frecuentemente giras por los países del Sudeste Asiático para dar conferencias sobre este tema. Según él, todas estas actividades le benefician mucho para la enseñanza de taijiquan, ya que puede enseñar y explicar taijiquan a sus alumnos de una manera sencilla."

Zhang Fengying dijo: "Taijiquan es la base de taijiquan con espada y de taijiquan con abanico. El primer tipo predomina en las artes marciales; y el segundo, en la danza. En la antigüedad, nuestros antepasados ya utilizaban el abanico como armas. Por ejemplo, Qian Long, un emperador de la dinastía Qing solía utilizar el abanico como un arma."

La maestra Zhang agregó que se debe aprender taijiquan desde la niñez. Pero, la mayoría de los que aprenden taijiquan son personas afectadas por alguna enfermedad o aquellas que no saben lo que hacer después de jubilarse. Es una lástima que sea

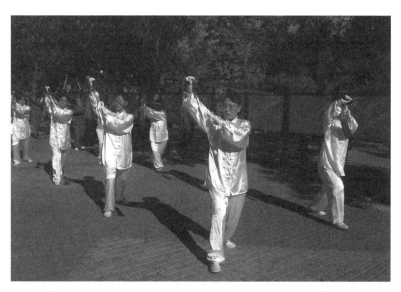

Las alumnas de la maestra Zhang practicando taijiquan con espada

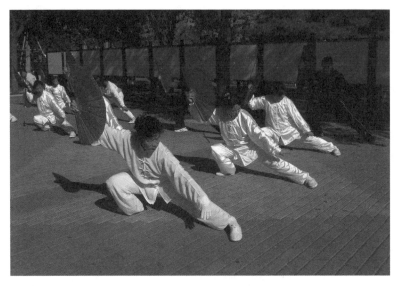

La maestra Zhang enseñando Taijiquan con abanico a sus alumnos

así! En China hay un refrán que dice "Hay que hacer deporte durante los días más fríos y los días más calientes del año". Si una persona practica taijiquan durante esos días, será más saludable y poco probable que se resfríe.

CONSEJOS SOBRE LA PRÁCTICA DE TAIJIQUAN:

La maestra Zhang dio algunos consejos sobre la práctica de Taijiquan:

a. No practicar Taijiquan en un medio en que corre mucho viento o cae lluvia.

b. No practicar Taijiquan cuando uno tenga hambre o después de estar lleno de comidas.

c. No practicar Taijiquan sino descansar y dormir cuando uno está demasiado cansado.

d. Practicar Taijiquan puede curar algunas enfermedades, pero, cuando las enfermedades de algunos pacientes aún no se encuentran en un estado estable, no pueden practicarlo.

e. Si las personas son débiles o tienen mayor edad pueden practicar Taijiquan estilo Yang porque sus movimientos son suaves y lentos. Y el estilo Chen es intenso, siendo adecuado a las personas robustas.

f. Cuando uno tiene sed después de practicar Taijiquan no podrá tomar agua en mucha cantidad, ni agua helada, sino un poco de agua tibia o agua mineral a temperatura normal.

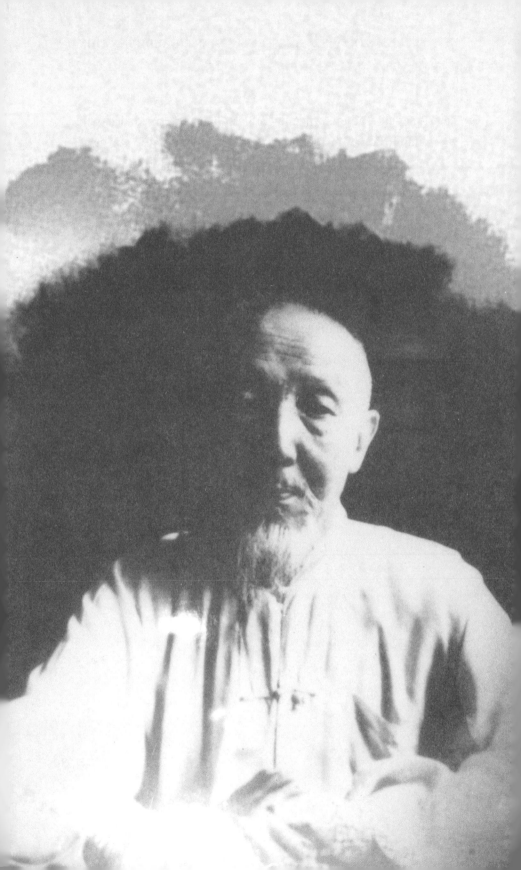

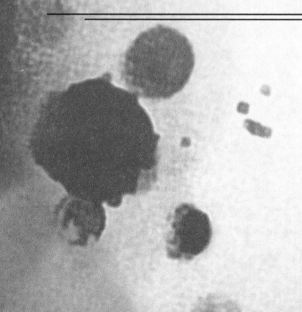

TRAYECTORIA Y APORTES DE CÉLEBRES MÉDICOS CHINOS

Cao Zhi'an, DISTINGUIDO MÉDICO CHINO Y SHI JINMO, SU GRAN MAESTRO

La medicina tradicional china, como bien saben, ha tenido grandes eminencias, en las distintas etapas de su milenaria evolución, que entregaron su vida a la investigación y al ejercicio de su profesión, con sobresalientes resultados. A ellos se debe, entre otros asuntos importantes, el afianzamiento científico de sus principios y el cada vez más alto grado de su eficacia.

El destacado médico chino Cao Zhi'an fue exjefe del Departamento de Medicina Tradicional China del Hospital Dianli de Beijing y fundador, con otros médicos y científicos famosos, de la Universidad de Medicina Tradicional China de Beijing, creada para proporcionar una base científica consistente a la formación de profesionales y docentes de esta importante rama de la medicina de China.

El doctor Cao cumplió en 2013 nada menos que 93 años de edad. No obstante, siguió manteniendo una buena salud. Su mente está despejada y explica sus ideas con fluidez y claridad. Además de leer libros sobre medicina,

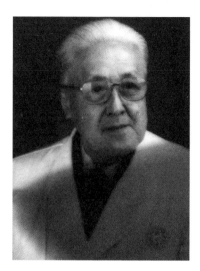

El doctor Cao Zhi'an

hacía algunos sencillos quehaceres domésticos, por ejemplo, limpiaba mesas y sillas, preparaba la sopa de arroz o de harina de maíz; incluso acudía al comedor de su hospital, cerca de su casa, para comer allí o comprar algunas cosas para la casa porque no querría depender mucho de otras personas. Prefirió valerse por sí mismo.

En octubre de 2010, el doctor Cao, entonces con 90 años de edad, en compañía de su hija y otros dos familiares, hizo tres viajes, visitando, respectivamente, la montaña Taishan, la montaña Jinganshan y la famosa ciudad turística de Xian donde se conservan figuras funerarias de guerreros y caballos del primer emperador de la dinastía Qin.

A finales de 2012, el doctor Cao Zhi'an compareció en un programa de la Televisión de Beijing, recordando a su gran maestro Shi Jinmo, junto con su hijo Shi Xiaomo.

En este capítulo, les hablaré del doctor Cao Zhi'an y su maestro Shi Jinmo.

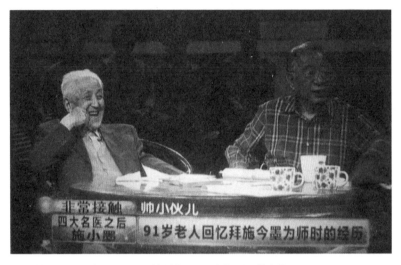

Cao Zhi'an , de 91 años, y Shi Xiaomo, hijo de Shi Jinmo

ANÉCDOTA DE SHI JINMO

¿Quién fue Shi Jinmo? Shi Jinmo fue uno de los cuatro grandes maestros médicos, o sea, los cuatro líderes de la medicina tradicional china contemporánea. Desde los años treinta y cuarenta del siglo XX hasta ahora, Shi Jinmo ha gozado de una gran fama y prestigio en el terreno de la medicina tradicional china a lo largo y ancho del país. Muchos de sus conocimientos se plasmaron en fórmulas que sirvieron para elaborar medicamentos y en recetas que se venden en la actualidad en las farmacias chinas, por ejemplo, en la Farmacia de Tongrentang de Beijing que goza de fama en China y en muchos países del mundo.

Shi Jinmo prácticamente llevaba la medicina en la sangre, ya que empezó a asimilarla desde su infancia, en la provincia de Henan, bajo las enseñanzas de otra celebridad: su tío Li Keting.

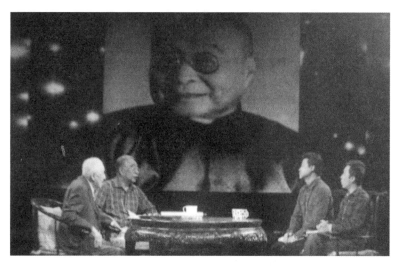

Cao Zhi'an y Shi Xiaomo recordando a Shi Jinmo en un programa de la Televisión de Beijing

Shi Jinmo poseía una excepcional inteligencia que le permitía una no menos excepcional capacidad de comprensión.

La apasionada entrega de Shi Jinmo al ejercicio de la medicina, su rigurosa ética profesional, la infalibilidad de sus curaciones y el trato cordial con sus pacientes le hicieron ganar el cariño, la confianza y la admiración de los beijineses. Su fama se extendió por toda la ciudad como una luz que no se extingue.

SINGULAR REVELACIÓN SOBRE SHI JINMO

El gran maestro Shi Jinmo nunca tuvo tiempo para escribir tratados debido a su extenuante labor profesional. Todos los días atendía, prácticamente sin límite de tiempo, a numerosos pacientes de toda condición social. No obstante, en 1940, publicó un recetario médico en cuatro tomos. Científicamente clasificadas, allí se hallaban resumidas todas sus experiencias médicas en la curación de diversas enfermedades, en particular, aquellas que afectaban a los órganos internos, incluso, los males propios de la mujer y de los niños así como casos difíciles y complicados.

Shi Jinmo era un magnífico calígrafo y si no hubiera sido médico, hubiera ganado fama también como singular exponente de la caligrafía china. Sus recetas gozaban de fama y admiración entre todos sus colegas por ser muy sencillas, pero estrictas y rigurosas. Por ejemplo, en una receta, utilizaba plantas o hierbas medicinales escogidas con tres caracteres chinos para organizar una línea; y la otra línea, tal vez, con dos caracteres chinos o también con tres, de modo que la receta se veía clara y bonita a la vez. Para que la receta se viera hermosa y elegante, escrita con arte, siempre practicaba caligrafía y pedía a los alumnos que tutelaba que la practicásen también con igual afán. El doctor Cao Zhi'an ha conservado muchas recetas de su maestro Shi Jinmo que son muy valiosas.

ACERCA DE CÓMO HIZO PARA APRENDER LA MEDICINA TRADICIONAL CHINA CON SU MAESTRO SHI JINMO EN LOS AÑOS TREINTA Y CUARENTA DEL SIGLO XX

Durante la milenaria historia china, al igual que Wushu, si un médico quiere convertirse en un distinguido profesional, además de sus aplicados estudios y propios esfuerzos, debe reconocer y estimar a uno o más famosos facultativos como maestros; y, a la vez, cabe señalar que los médicos chinos relevantes son muy exigentes a la hora de seleccionar a sus discípulos y solo admiten algunos, a pesar de contar con

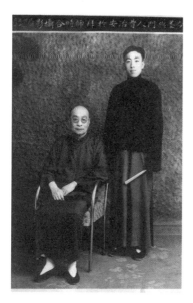

Cao Zhi'an y su maestro Shi Jinmo

numerosos alumnos. Antes, algunos médicos permitían a su discípulo favorito vivir en su propia casa para poder transmitirle mejor sus habilidades y enseñanzas.

A través de algunas anécdotas personales del doctor Cao a la hora de estudiar la medicina con su maestro Shi Jinmo podemos conocer algunas tradiciones de la medicina china.

¿Cómo se convirtió Cao Zhi'an en discípulo de Shi Jinmo? En 1941, Cao Zhi'an aprobó los exámenes de ingreso para estudiar en el Instituto de Medicina Tradicional China de Huabei, con sede en Beijing. Fue un alumno excepcional, tanto que, al graduarse con excelentes notas, un famoso profesor, Lu Xiangsheng, lo recomendó ante su tio Shi Jinmo.

Shi Jinmo tuvo numerosos alumnos, pero seleccionó solo unos cuantos discípulos a lo largo de su vida. La mayoría de ellos ya han fallecido. Cao es el menor y el último. Entre todos ellos, Shi Jinmo expresaba su preferencia por Cao Zhi'an, por su inteligencia, talento y por sus cualidades morales. Para enseñarle la medicina china, Shi Jinmo permitía a Cao Zhi'an vivir en su casa como un integrante más de la familia.

El doctor Cao Zhi'an narró una historia interesante:

Al principio, cuando recetaba a sus pacientes después de haberles diagnosticado, el maestro Shi decía el nombre y la cantidad de cada planta, hierba o mineral medicinal, mientras Cao Zhi'an los escribía uno tras otro. Más tarde, le explicaba en detalle las enfermedades de los pacientes. Por ejemplo, le describía el origen, la causa, su desarrollo, los efectos, la sintomatología, entre otras manifestaciones de interés. Luego, le enseñaba con paciencia cómo extender las recetas, cómo escoger las plantas y las hierbas medicinales para elaborar una receta adecuada dependiendo de la teoría de la medicina tradicional china elegida, y le presentaba los géneros de estas plantas y hierbas, etc.

En la China de los años treinta y cuarenta del siglo XX, muy pocas personas disponían de coche, pero el maestro Shi lo tenía. Cada día, para atender las consultas, debía visitar entre siete y ocho domicilios, nunca menos de tres o cuatro. De la mañana a la noche, diariamente, el joven Cao Zhi'an siempre le acompañaba. En el coche, él le hablaba de sus experiencias, le transmitía sus ideas, sus argumentos y razonamientos para la terapia de las enfermedades, etc.

Gracias a las instrucciones de aquellos años, al igual que su maestro, el doctor Cao Zhi'an siempre expedía recetas a sus pacientes con esmero y cuidado, incluso evitando que un carácter quédase mal escrito. En este aspecto, Shi era muy exigente con sus aprendices. En cada receta, procuraba escoger siempre las plantas o hierbas medicinales indispensables, nunca reseñando las inútiles. Escoger adecuadas plantas o hierbas y dominar bien su cantidad es muy importante para curar la enfermedad, ya que, de lo contrario, pueden afectar negativamente a la salud. Esa forma de comportarse es indicativa del nivel de profesionalidad, el arte y la honorabilidad de un médico.

Sobre cómo diagnosticaba Shi Jinmo y el antiguo "Canto de las diez interrogaciones"

Lo más impresionante para el doctor Cao Zhi'an es que su maestro, Shi Jinmo, siempre preguntaba con mucho detalle los síntomas de cada paciente antes de hacer un diagnóstico y era muy responsable con todos ellos, ya fuera rico o pobre. Cao subrayó que quienes hacen diagnósticos en pacientes con sólo tomar el pulso son medicastros ambulantes. Lo hacen para lucirse y ganar la confianza de la gente; pero en realidad, les engañan porque el pulso es sólo una reacción del organismo humano en contra de las enfermedades, pero no puede dar cuenta de todas ellas.

Para curar las enfermedades, la medicina tradicional china cuenta con cuatro principales métodos de diagnóstico: la observación, la auscultación, el interrogatorio, y el pulso.

El doctor Cao subrayó que el interrogatorio es muy importante para acertar en la curación de las enfermedades. Shi Jinmo, prestaba suma importancia a este método y criticaba a los curanderos ambulantes que hacían diagnósticos con sólo tomar el pulso.

Al respecto, Cao Zhi'an narró un antiguo relato, que es muy interesante. Chen Youyuan fue un famoso médico que vivió entre las dinastías Ming y Qing. En sus obras había un canto sobre el método para interrogar a los pacientes que se titula "Canto de las diez interrogaciones":

1. Pregunte a sus pacientes si sienten calor o frío.

2. Pregunte a sus pacientes si sudan o no.

3. Pregunte a sus pacientes si les duele la cabeza o el cuerpo, si sienten malestar general y el detalle de los síntomas.

4. Pregunte a sus pacientes si hacen de vientre con regularidad o si padecen estreñimiento.

5. Pregunte a sus pacientes si tienen apetito y cuál es su dieta.

6. Pregunte a sus pacientes si descansan bien.

7. Pregunte a sus pacientes si tienen problemas de sordera.

8. Pregunte a sus pacientes si tienen sed.

9. Pregunte a sus pacientes qué enfermedades han padecido antes.

10. Pregunte el Yin de sus pacientes, sobre todo la menstruación de las mujeres.

Generalmente, basándose en estas diez preguntas, los médicos de la medicina china pueden hacer un diagnóstico. Ahora, a veces, también preguntan los resultados de los exámenes químicos y los de otros exámenes de la medicina occidental.

El doctor Cao Zhi'an dijo además que su maestro, Shi Jinmo, respetaba la medicina occidental, abogando por su integración con la medicina china. No rechazaba de plano y sin más la medicina occidental. Aunque la medicina china es abundante y rica, poseedora de un completo y especial sistema teórico, Shi Jinmo no la envolvía en misterio. Siempre destacaba algunos aspectos de la medicina occidental que le parecían relevantes, a saber, las pruebas de rayos X, la medición de la presión arterial, el análisis de sangre, entre otros. Durante el tiempo de ejercicio profesional como médico, su maestro Shi mostró siempre una rigurosa ética médica, permaneciendo fiel al estilo de buscar la verdad en los hechos.

LA ÉTICA MÉDICA DEL DOCTOR CAO ZHI'AN

Influido por su maestro Shi, el doctor Cao Zhi'an, al igual que su instructor, es muy exigente consigo mismo. Al diagnosticar a sus pacientes, siempre privilegiaba un trato con mucho tacto y cuidado. Por ejemplo, les hacía preguntas en detalle como las citadas en el "canto de las diez interrogaciones", y luego les extendía las recetas. Al volver a casa, buscando referencias en sus libros de medicina, repasaba e investigaba diariamente las enfermedades de cada uno de sus pacientes contrastando el tratamiento que les recomendó para

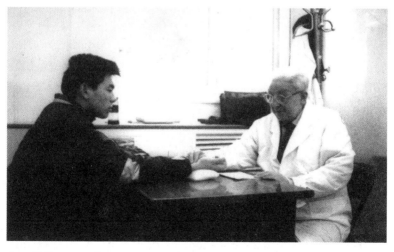

Cao Zhi'an atendiendo a un paciente

extenderles las más adecuadas recetas en la próxima consulta. Este ejercicio diario tenía por objeto mejorar la eficacia de la terapia.

El doctor Cao subrayó que los pacientes ponen su vida en sus manos. Como médico, tiene que asumir esa responsabilidad y hacer todos los esfuerzos que estén a su alcance para conseguir la mayor eficacia. No es sólo su trabajo, sino también su deber más sagrado. Un verdadero médico debe tratar a sus pacientes de todo corazón y sinceramente.

El doctor Cao Zhi'an se refirió a su cambio de nombre. Cao es su apellido; y Zhi'an, su nombre. ¿Por qué prefiere este nombre? Porque cuando cursaba sus estudios en el Instituto de Medicina Tradicional China de Huabei, leyó una antigua cita literaria: "Si uno no puede ser un buen Primer Ministro podrá llegar a ser un buen médico". Su sentido es que el Primer Ministro administra el Estado; y el médico, a las personas.

El doctor Cao añadió que, inspirado en esta alusión, pensaba que su curiosidad le impediría ser Primer Ministro, pero que podría ayudarle a ser un buen médico, es decir, que podría curar bien las enfermedades, beneficiando a la sociedad. Entonces, el joven Cao Zhi'an tomó la determinación de estudiar con gran afán para hacer realidad su ideal. Más tarde, en la ceremonia de reconocimiento de Shi Jinmo como su maestro, cambió su nombre por el de Zhi'an. Zhi'an es un nombre muy común. Zhi significa determinación; y An, sano y salvo (estabilidad y tranquilidad). El doctor Cao desea que a través del tratamiento de las enfermedades, él mismo y sus pacientes puedan conseguir la estabilidad y la tranquilidad, es decir, llevar una vida feliz y relajada.

Como distinguido médico, el doctor Cao cuenta con

elevada ética profesional y una cualificación sobresaliente. También es hábil en curar muchas enfermedades complicadas y difíciles, disminuyendo las dolencias de sus pacientes y salvando su vida. No obstante, siempre ha mantenido una actitud modesta durante toda su trayectoria, tal como nos sugiere su propio nombre.

¿Por qué estos eminentes médicos chinos son tan longevos? Poseen una noble ética médica y son sobresalientes en su arte con lo que no solamente pueden curar las enfermedades de los pacientes, sino también pueden conservar su propia salud en óptimas condiciones. Por ejemplo, según el cambio del clima, del ambiente o de la salud del individuo, escogen diferentes alimentos medicinales o medicinas para prevenir y curar enfermedades a tiempo. Tal vez, esa actitud sea el secreto de la longevidad.

PEI XUEYI, CÉLEBRE MÉDICO CHINO Y KONG BOHUA, SU GRAN MAESTRO

A lo largo de milenios, la medicina tradicional china ha venido ganando prestigio gracias a una virtud realmente convincente: su alto nivel de eficacia. A ello han contribuido numerosos médicos y hombres de ciencia, con aportes en los terrenos de la investigación y de la práctica abnegada de la profesión, así como en el desarrollo de la pericia de la medicina china, sobre todo en cuanto atañe a su modernización. En este capítulo, se presenta a dos famosos médicos chinos: Pei Xueyi y su maestro Kong Bohua.

El doctor Pei Xueyi es tutor de los médicos profesionales del Hospital Infantil de China, además de exjefe del Departamento de Medicina Tradicional China. Goza de fama por su destreza en el tratamiento de enfermedades de difícil curación, especialmente, de enfermedades febriles como la pulmonía, encefalitis, hepatitis, etc. La magnífica trayectoria profesional de Pei ha recibido importantes reconocimientos. Así, ha obtenido varios premios otorgados por el Estado, como el premio Frutos de la Ciencia, el del Progreso Científico y

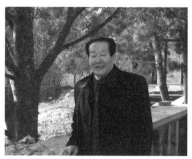 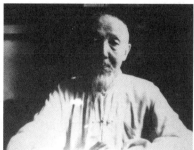

El doctor Pei Xueyi   Kong Bohua, maestro de Pei Xueyi

otros. A innumerables pacientes, niños chinos y extranjeros en su mayoría, no solo les ha aliviado el dolor sino que les ha salvado la vida.

En el transcurso del undécimo Plan Quinquenal, el Ministerio de Salud Pública organizó un grupo de estudio para investigar las teorías y las concepciones académicas del doctor Pei. Luego, en el duodécimo Plan Quinquenal, el Estado destinó un millón de yuanes para sistematizar las recetas derivadas de su conocimiento científico y su experiencia profesional, a fin de publicarlas en forma de libro, junto con los textos, archivos grabados y videos de las clases dictadas por Pei. Todo esto constituye una nueva página que se añade al valioso tesoro cultural de la medicina tradicional china.

La actividad profesional del doctor Pei Xueyi es incesante, aun a pesar de tener cerca de 90 años de edad. Así, hasta hoy, mantiene, dos medio días por semana, una sostenida atención clínica a pacientes, en su propia clínica, y también ciclos de conferencias académicas para los médicos del hospital infantil. Confiesa que hay dos grandes tareas en su vida profesional: librar a más y más pacientes de dolencias y, al mismo tiempo, transmitir sus conocimientos a las nuevas generaciones de médicos.

TRAYECTORIA PROFESIONAL DEL EMINENTE MÉDICO PEI XUEYI

Por más de 50 años en el hospital infantil, el doctor Pei Xueyi se ha dedicado en cuerpo y alma a la investigación de las enfermedades infantiles de difícil y complicada curación, sobre todo, las de tipo contagioso surgidas recientemente. El doctor Pei ha resuelto muchos problemas claves de diagnóstico y tratamiento. Sus espléndidos resultados constituyen ahora importantes aportes a la medicina.

He aquí un resumen de la trayectoria profesional del eminente médico Pei Xueyi.

Por ejemplo, en los años 50 del siglo XX, hubo una epidemia de encefalitis, con una tasa muy alta de muertes. El doctor Pei y sus colegas emprendieron una campaña de curación empleando "NAO YAN SAN" (脑炎散) y "QING XIAO SAN" (清消散), medicamentos investigados y elaborados por ellos. La eficacia del

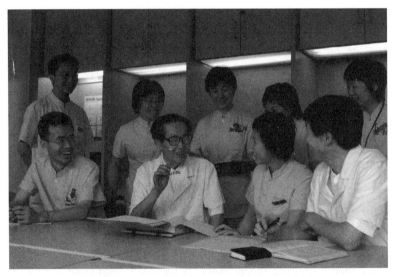

Pei Xueyi transmitiendo sus conocimientos a los jóvenes médicos

tratamiento con estos dos medicamentos llegó a superar el 90%, y se salvaron innumerables vidas

En la década de los 70 del siglo pasado se presentó otro caso notable: el tratamiento de la ictericia infantil con los medicamentos "JIN HUANG LI DAN CHONG JI" (金黄利胆冲剂) y "YI GAN JIANG MEI CHONG JI" (益肝降酶冲剂), creados por Pei y su equipo de médicos, alcan-zando el 82,9% de efectividad, lo cual significa que muchos niños, que se hallaban al borde de la muerte, se salvaron milagrosamente. Esto, a Pei le valió la unánime admiración de sus colegas. Por su parte, la gente le expresó también su admiración llamándolo Pei, el "médico mago".

Cuando en los años 60 se desató otra epidemia de encefalitis, el hospital infantil decidió hacer una experimentación científica: 90 pacientes fueron divididos en 3 grupos de 30 pacientes cada uno, atendidos, a su vez, por tres médicos que debían aplicar sus propias fórmulas curativas. Al final, el doctor Pei salvó a la totalidad de sus 30 pacientes utilizando recetas sobre la base de piedra de yeso (yeso, cuyo nombre farmacéutico en Latin es Gypsum Fibrosum), cuyo género es frío. Las recetas del doctor Pei tienen virtudes tanto para quitar el calor interno del organismo como eliminar las toxinas y los efectos desinflamatorios, y a la vez, tienen funciones de revitalización del organismo y aumento de la inmunidad. La máxima eficacia en el tratamiento no fue alcanzada por los otros dos grupos. La clave de este y otros éxitos radicaba en que Pei no solo había sabido recibir la excelente herencia médica de su maestro, sino también desarrollarla aportando novedades conseguidas con su dedicación a la medicina tradicional.

ANÉCDOTAS EN LA TRAYECTORIA DEL DOCTOR PEI XUEYI

Gracias a la difusión de la medicina tradicional china en

un creciente número de países, a comienzos de los años 90 se presentó un caso especial: uno de los nietos del Secretario General del Partido Comunista de Japón padecía una extraña enfermedad que lo tuvo postrado por muchos días con una fiebre muy alta que no bajaba con nada. Desesperado, el abuelo pidió ayuda al Ministerio de Salud Pública de China. Pei fue enviado a Japón con la misión de curar al niño. Al llegar, le hizo un rápido y minucioso examen y luego determinó el tratamiento. El proceso de recuperación empezó casi de inmediato y el niño quedó totalmente curado. Unos años después, cuando el Secretario General del Partido Comunista vino a Beijing presidiendo una delegación, le expresó a Pei su profundo agradecimiento en un acto especial.

¿Saben ustedes que la cantidad de medicina china a aplicar a pacientes adultos occidentales es equivalente a la aplicada a los niños chinos? ¿Por qué? Según investigaciones de la medicina occidental, los intestinos de los asiáticos son más largos que los de los europeos. Tanto al hacer un diagnóstico como al recetar, el doctor Pei ha venido teniendo en cuenta este importante detalle. Al respecto, ocurrió una anécdota referida a un matrimonio formado por un norteamericano que trabajaba en China y una muchacha china. Hace años, el doctor Pei atendió y curó de una enfermedad ginecológica a esa muchacha china. Más tarde, su esposo norteamericano padeció una diarrea grave y lo llevó a la clínica del doctor Pei, quien le atendió de urgencia. Lo examinó y en el momento de recetar, le dio, a pesar de su peso superior a los 100 kilos, una cantidad de medicina equivalente a la que solía recetar a un niño chino. El efecto fue excelente, pero ¿por qué le recetó tan poca medicina? Por sus intestinos cortos.

Una vez, un chino de ultramar que reside en Australia dijo al doctor Pei: "Qué felices son los niños chinos de contar, en caso de enfermar, con la avanzada medicina occidental y la prestigiosa medicina tradicional china". Porque muchos médicos chinos, al igual que el doctor Pei Xueyi, preconizan la integración de la medicina china y la occidental. Pei opina siempre que las dos grandes ramas de la medicina deben complementarse, es decir, tomar una de la otra lo que le falta, en forma recíproca, intercambiando experiencias y extrayendo conclusiones. Esta, según él, es, precisamente, la orientación correcta que debe marcar el desarrollo de la medicina china.

PRINCIPIOS DE LA MEDICINA CHINA

El doctor Pei habló de los principios de la medicina china y dijo que esta, para determinar el tratamiento, concedía gran importancia a la diferencia de síntomas entre una persona y otra, a otros signos clínicos y al equilibrio entre el Yin y el Yang. Debido a las diferencias que hay en el organismo de cada

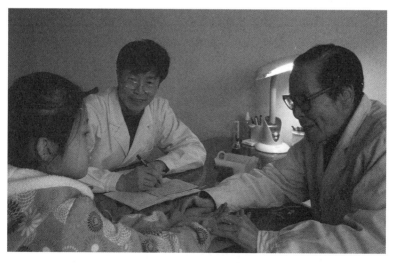

Pei Xueyi y su hijo, Pei Sheng atendiendo a una pequeña paciente

persona, en el peso, en el Yin y el Yang, tanto la cantidad como los componentes de las recetas médicas varían para cada enfermo. Recetar es una técnica muy delicada y complicada, por eso, observar cómo lo hace un médico es como aprender a cocinar con un gran cocinero. Una receta está compuesta por diversos componentes indispensables íntimamente relacionados con el efecto que va a producir. Esto quiere decir que solo un médico con altos conocimientos y ricas experiencias clínicas, es capaz de concebir un tratamiento realmente milagroso. Por eso, a los médicos de este nivel la gente los llama magos para expresar sus elogios y agradecimientos.

El doctor Pei explicó cómo se sentía un médico cuando la gente le decía, alabando su virtud de curar todos los males, que era un médico mago. Él confesó: "No hay en el mundo ningún médico mago porque es imposible que un médico pueda curar todas las enfermedades; pero lo cierto es que hay médicos de elevadas cualidades profesionales conseguidas gracias a una larga y fecunda experiencia clínica. Por eso, resulta altamente positivo analizar la situación de cada cual y realizar un intenso intercambio a fin de asimilar lo bueno de los otros. De este proceso sale ganando la investigación y la creación de nuevas fórmulas medicinales y farmacológicas". Todas estas propuestas resultan importantes para el mayor desarrollo y esplendor de la medicina tradicional.

RELACIONES ENTRE EL TURISMO Y LA MEDICINA CHINA

¿No saben ustedes de las relaciones existentes entre el turismo y la medicina tradicional china? El doctor Pei Xueyi aboga siempre por la ampliación del campo en que actúa la medicina china. Opina que el turismo es una importante área para ayudar el desarrollo de la medicina china. Así, por ejemplo, el turismo podría ser un área capaz de ayudar al desarrollo de la medicina china. Los médicos deberían viajar por diversos lugares a fin de enriquecer sus experiencias y sus conocimientos ya que la medicina china concede gran importancia, en sus diagnósticos, a las diferencias de clima y medio ambiente, sobre todo, teniendo en cuenta que entre el sur y el norte del país hay enormes diferencias ambientales y climáticas, factores que determinan la constitución física y orgánica de los individuos de tal o cual lugar. Los médicos deberían descubrir recetas sobre la base de la enorme variedad de componentes existentes en los diversos climas y ambientes y de acuerdo con la constitución orgánica de cada persona.

RECUERDO DE SU GRAN MAESTRO, KONG BOHUA, UNO DE LOS CUATRO LÍDERES DE LA CONTEMPORÁNEA MEDICINA TRADICIONAL CHINA

Durante toda la vida, el doctor Pei Xueyi nunca deja caer en el olvido a su maestro Kong Bohua, quien es uno de los cuatro grandes maestros médicos, o sea, cuatro líderes de la época contemporánea de la medicina tradicional china.

Kong Bohua nació en 1884 en Qufu, provincia de Shandong (tierra natal de Confucio), siendo ya su abuelo un famoso médico de esa localidad. Kong pasó toda su infancia estudiando libros de medicina y aprendiendo con su abuelo y su padre. Su abnegada voluntad de servicio y su admirable vocación de médico en la rama de la medicina tradicional, hicieron que Kong Bohua se convirtiera, con el tiempo, en un gran maestro facultativo.

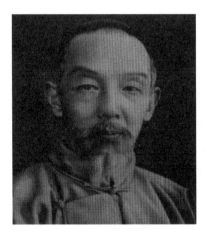

El gran maestro médico Kong Bohua

El maestro Kong tenía un sobrenombre, "Doctor Yeso (Gypsum Fibrosum)". ¿Por qué todo el mundo le dio este sobrenombre tan especial? Porque él introdujo, con altos niveles de eficacia, la curación de enfermedades utilizando la piedra de yeso. Con su habilidad en la aplicación de este método llegó a salvar innumerables vidas. Veamos algunos ejemplos:

Una dolencia mortal --la pulmonía derivada de un proceso de sarampión-- fue combatida con eficacia por el "Doctor Yeso". El asunto era que, si el paciente no se trataba de inmediato, moría. El maestro Kong les devolvió la vida a numerosos pacientes que estaban al borde de la muerte.

Luego de una ardua y paciente investigación, el maestro Kong consiguió formular una receta capaz de curar la encefalitis en la mujer embarazada, un mal que no solo pone en riesgo la vida de la madre, sino también del bebé en gestación. Cierta vez, Yue Meishen, una mujer embarazada afectada de esta terrible enfermedad, se debatía entre la vida y la muerte. El doctor Kong determinó aplicarle un audaz tratamiento utilizando, en proporciones moderadas, "Angongniuhuangwan" (安宫牛黄丸),

una receta suya elaborada por la Farmacia de Tongrentang, con el milagroso resultado de que se salvaron la madre y su bebé.

Kong Bohua, gran maestro de la medicina china, no solo conocía y confiaba en la medicina occidental sino que abogó siempre por conseguir una acción combinada de la medicina tradicional china con la occidental, aceptando de esta sus métodos avanzados en cuanto a diagnóstico y tratamiento. Kong aconsejaba a sus pacientes hacer consultas en el área de la medicina occidental; luego, con los resultados obtenidos, hacer un diagnóstico y determinar un tratamiento según los criterios de la medicina tradicional.

El doctor Pei Xueyi habló con admiración de su prestigioso maestro Kong Bohua, quien, dijo, era objeto de alabanza universal. Fue un médico que ejerció su profesión con verdadera abnegación. Conocido por su bondad, generosidad y desprendimiento, nunca le importó la fama ni el beneficio económico. Llevaba una vida tan sobria y tan sencilla que nunca llegó a tener una vivienda propia y vivió en casas alquiladas. Sin embargo, cuando le surgió la idea de salvar la inapreciable herencia de la medicina tradicional china no dudó en crear, con fondos propios, un instituto donde se enseñarían los principios fundamentales y donde se investigaría y se prepararía a las nuevas generaciones de médicos que habrían de dar perennidad a esta importante rama de la medicina. Para ello, contrató a un grupo de famosos médicos de Beijing con un salario generosamente alto.

Él, por su parte, curaba gratuitamente a pacientes de pocos recursos para quienes, incluso, dispuso que se les preparara desayunos, se les regalara medicamentos y se les proporcionara, además, otros servicios. Nunca rechazaba a los enfermos que iban a su consultorio o a su casa, donde los recibía aun estando él mismo enfermo.

El maestro Kong mostró una especial generosidad con las personas que trabajaban para él, como los cocineros y la gente de servicio, que recibían un salario tan alto que algunos de ellos, al regresar a su tierra natal, compraron casas y tierras, y se convirtieron, de algún modo en terratenientes.

Después de la fundación de la Nueva China, el Estado reconoció el alto nivel profesional del maestro Kong Bohua concediéndole el honor de desempeñar cargos importantes en la esfera del gobierno. Además, atendió consultas de Mao Zedong, el primer Presidente de la República Popular China, y de otros altos dirigentes.

A los 70 años, Kong Bohua quedó postrado por una grave enfermedad causada por el constante contacto con diversas dolencias, por el número de pacientes que atendía, por la intensa actividad social que cumplía y por el excesivo trabajo en el ámbito de su profesión. Enterado de esto, el entonces Primer Ministro,

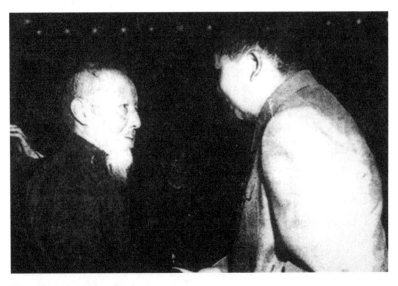

Kong Bohua y Mao Zedong

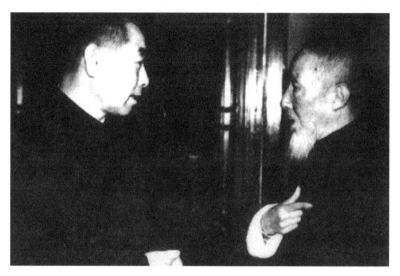

Kong Bohua y Zhou Enlai

Zhou Enlai, le hizo una visita personal y le regaló ginseng como muestra de la preocupación del Estado por tan distinguido médico. Zhou elogió al doctor Kong por su excelente contribución al desarrollo de la medicina china y por librar al pueblo de graves enfermedades y salvar miles de vidas. Unos años después, en 1955, cuando el gran maestro Kong Bohua falleció, Zhou Enlai fue a su casa para rendirle homenaje y asumió el cargo de presidente del comité encargado de los funerales a fin de que las honras fúnebres de este gran maestro médico fueran realizadas con los máximos honores.

¿CÓMO APRENDIÓ LA MEDICINA CHINA EL DOCTOR PEI XUEYI CON SU MAESTRO KONG BOHUA?

Después de graduarse en el Instituto de Medicina Tradicional China de Beijing, el doctor Pei Xueyi tomó a Kong Bohua como su maestro. Dice que siempre recalcaba ante sus alumnos, especialmente seleccionados por él, que la ética médica era algo de importancia primordial en el ejercicio de la profesión, tanto como la propia ciencia y el arte de la medicina. Por eso, durante toda su vida tuvo innumerables alumnos pero solo cuatro discípulos. En el curso de aquel año, Kong escogió solo a dos graduados de un total de treinta. Ellos fueron Pei Xueyi y Tu Jingcheng, quien llegó a ser director del Hospital de Medicina Tradicional China Hu Guosi de Beijing.

Durante las prácticas médicas, Pei Xueyi, ponía especial atención en observar y escuchar tanto el proceso de examen del paciente, como el posterior diagnóstico y el tratamiento que disponía su maestro Kong. Eran inigualables clases magistrales en las que Pei Xueyi siempre estaba a su lado. Pei era un joven estudioso y con sobresaliente capacidad de comprensión. A Kong le gustaba su dedicación y generosidad y lo trataba como si fuera su propio hijo. Pei vivía en la casa de su maestro, por tanto, comía en la misma mesa con él y la esposa de Kong, mostrando una posición elevada en la casa. De todo esto, Pei destaca una cosa muy importante: que Kong le transmitía sin reservas la real esencia de la medicina y lo mejor de su experiencia profesional. Por ejemplo, cuando Kong hacía consultas dentro o fuera de la casa, siempre llevaba a Pei, a quien le encargaba copiar sus recetas al mismo tiempo que le explicaba y le transmitía sus valiosos conocimientos y sus experiencias secretas, acumuladas en el trabajo clínico de muchos años. Pei Xueyi confiesa haber sido muy afortunado tanto por haber estudiado la medicina como por haber consultado durante once años junto a Kong, su respetado y admirado maestro.

Cuando Pei era joven, tenía el hábito de fumar. Cierto día, el maestro Kong encomendó a su esposa la misión de aconsejar a

Pei para que dejara el vicio. Él se sorprendió y se sintió un tanto disgustado de que su maestro pusiera tanto empeño en que dejara de fumar, pero acató el consejo por respeto, pero al poco tiempo comprendió lo que significaba el consejo del maestro.

Pei Xueyi creía fielmente en su maestro y lo trataba con veneración y respeto. Cada vez que Kong sentía algún malestar o tenía una cosa urgente que hacer, le encargaba a Pei ir a la casa de sus pacientes para atender las consultas. Una vez cumplida la misión, le entregaba a la esposa de Kong todo lo que los pacientes le habían pagado en concepto de consulta y tratamiento. Había, pues, una relación muy estrecha entre el maestro y el discípulo. Por eso, durante los últimos días de Kong, Pei los pasó con él acompañándolo con el mismo afecto entrañable de un hijo hacia su padre.

Tras más de 60 años de obstinado y perseverante estudio, de exploración científica en el área de la medicina tradicional y de fecunda asimilación de las virtudes de diversas ramas y escuelas, el doctor Pei Xueyi no solamente ha recibido en sus manos la sagrada herencia médica de su maestro, sino que también la ha desarrollado, incluso, creando sus propias teorías científicas.

PEI SHENG, HIJO Y DISCÍPULO DEL DOCTOR PEI XUEYI

A lo largo de toda su vida, el doctor Pei Xueyi puso toda su sabiduría en preparar un gran número de médicos. Su alta docencia, sin embargo, es muy limitada, pues solo aceptó tener cuatro discípulos, entre los que se encuentra su hijo Pei Sheng.

Ahora, Pei Sheng lleva más de veinte años dedicado a la medicina, lo que le ha permitido acumular ricas experiencias clínicas sobre el tratamiento de enfermedades frecuentes y comunes así como de casos especialmente difíciles y complicados. Ha publicado decenas de tesis y de tratados académicos, lo que le hizo acreedor al premio Progreso Científico y Tecnológico del Municipio de Beijing. Es un digno heredero de la teoría y de las concepciones científicas de su padre y, como tal, es un reconocido pediatra del Hospital de Medicina Tradicional China de Beijing y distinguido miembro de la Comisión Profesional de Prevención de la Vejez de la Asociación de Servicios de Salud para los Ancianos de China. Además, ha hecho muchas investigaciones y experimentos sobre algunos importantes temas, alentando un proyecto de tratamiento a través de los ordenadores. Confiesa sentirse

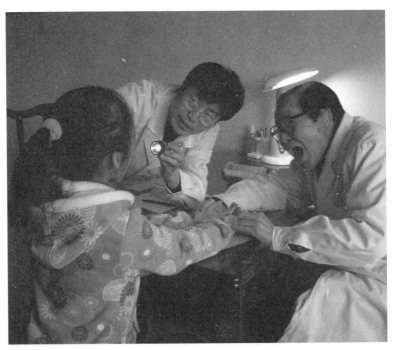

El doctor Pei Xueyi y su hijo, Pei Sheng atendiendo a una niña

feliz de ser el heredero del sagrado legado de sus antepasados, circunstancia que le permite dedicarse a este trabajo.

CLÍNICA PRIVADA DEL DOCTOR PEI XUEYI

Pei Sheng hizo una especial referencia a la clínica privada. Dijo que ahora, el gobierno estimula y apoya a los médicos chinos de reconocido prestigio en la iniciativa de establecer clínicas propias, pues es un modo de brindar mayores y mejores servicios al pueblo. Fue así como, al jubilarse, el doctor Pei Xueyi y sus hijos abrieron su propia clínica, que se encuentra en Wangjing, Beijing.

En su tiempo libre, Pei Sheng trabaja en esta clínica de su familia, pues, así, tiene la oportunidad de perfeccionar su

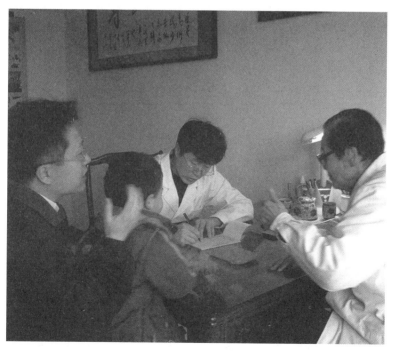

El doctor Pei Xueyi y Pei Sheng atendiendo a un niño

carrera con su padre. Gozando plenamente de esta ventaja excepcional de estar junto a su padre, pone todos sus esfuerzos en estudiar y dominar más aún la esencia de la medicina.

Pei Sheng dijo que, en la clínica, además de tratar enfermedades con especial cuidado y esmero, su padre ayuda a menudo a los pacientes pobres aquejados de enfermedades graves y complicadas. Por ejemplo, un paciente de la provincia de Shaanxi, vendió su casa para curar su enfermedad. Como no obtuvo buenos resultados, vino a la clínica, donde su padre, al conocer su situación, decidió brindarle tratamiento gratuito. Es de imaginar como el paciente y sus familiares expresaron su gratitud al doctor Pei por este acto tan generoso que permitió la curación del paciente sin que le costara nada.

Otro caso: en el año 2011, casi todos los alumnos de una escuela situada en una zona montañosa de Ningxia resultaron afectados por la gripe. Había peligro de que se convirtiera en un foco de contagio. Cuando un amigo del doctor Pei Xueyi se enteró de esta noticia, le pidió su ayuda y él preguntó de inmediato los síntomas y otros datos de los alumnos por teléfono. Luego, el gran maestro médico se puso a investigar y consiguió crear una receta especial que mandó elaborar para ser aplicada a todos de forma gratuita. Los alumnos se recuperaron en breve tiempo, pero Pei determinó que había que hacer algo más: mandó preparar nuevas medicinas a fin de aumentar la capacidad inmunológica de todos también de forma totalmente gratuita. Tanto los maestros como los alumnos le expresaron al generoso médico su más profundo agradecimiento.

El doctor Pei, cerca de 90 años, tiene una salud y un ánimo envidiables. Ello se debe, sin duda, a su actitud frente a la vida: mejorando profesionalmente para servir mejor a los demás, manteniendo siempre una actitud generosa y serena a pesar de las muchas dificultades y derrotas que tuvo que enfrentar durante su vida.

El doctor Pei Xueyi siempre comenta que la medicina china es un tesoro nacional y un patrimonio cultural de la nación china y le espera un gran porvenir, sin duda alguna. Es una herencia que debe legar y desarrollarla sin cesar, de manera indefinida, es una obligación para sus sucesores.

JI DIANSHUN, EL "ACUPUNTURISTA MÁGICO"

Trabaja en el Centro de Salud Pública de Taoranting, Beijing, y maneja las agujas de la acupuntura con tan portentosa precisión y eficacia que sus pacientes, valorando los efectos curativos dispensados, le han puesto el cariñoso y elogioso apelativo de

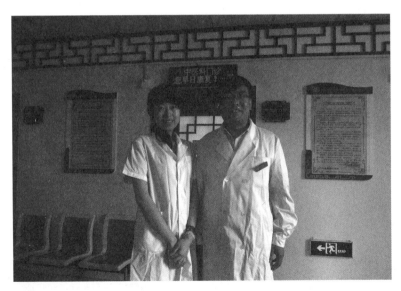

Ji Dianshu y su hija Ji Ran

"acupunturista mágico". Su nombre real es Ji Dianshun y es un hombre de 1,80 metros de altura y una contextura robusta.

Los días 17 y 18 de septiembre de 2013, la Televisión de Beijing (BTV) emitió un programa especial sobre Ji Dianshu, su padre y su hija, miembros de una familia largamente asociada a la medicina tradicional china.

¿POR QUÉ LOS PACIENTES LO LLAMAN "ACUPUNTURISTA MÁGICO"?

Todo el mundo sabe que, en realidad, no existen los médicos mágicos. Sin embargo, ¿por qué los pacientes lo llaman "acupunturista mágico"? Porque entre las enfermedades difíciles y complicadas que él es capaz de curar, están, entre otras, las enfermedades cerebrovasculares, la apoplejía, la secreción interna, la parálisis facial, la depresión, el autismo, la

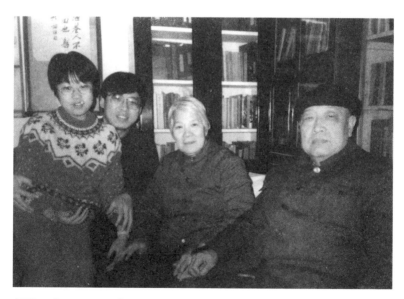

Ji Dianshun, sus padres y su hija Ji Ran

espondilopatía cervical, las torceduras, las ginecopatías como el desorden menstrual, la esterilidad, etc. A través de los ejemplos siguientes, se puede comprender el porque de los elogios y del agradecimiento de los pacientes a este singular médico chino.

El herpes zoster (culebrilla) es una enfermedad difícil de curar. Produce dolores agudos, sobre todo por la noche. Si no se cura a tiempo, quedan dolorosas secuelas en el enfermo. El doctor Ji domina el tratamiento de esta enfermedad aplicando una técnica milagrosa en la que combina la acupuntura y las ventosas, un método especial heredado de sus antepasados. El efecto curativo es muy rápido y no deja ninguna secuela. Si se detecta temprano la enfermedad, la recuperación se puede lograr con dos o tres veces de tratamiento (cada día se aplica una vez de tratamiento). He aquí un caso: En agosto de 2013, una anciana llamada Guo Yongcui, de 84 años de edad, había ejercido por largo tiempo la pediatría. De repente, en un viaje, a causa del

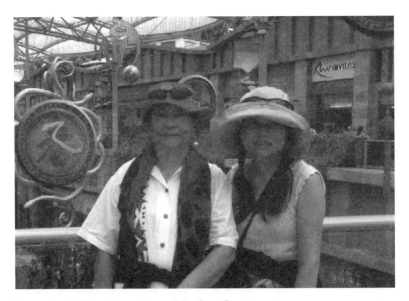

La paciente Guo Yongcui y su hija Guo Gang

estrés, le vino la dolorosa y mortificante enfermedad. Su hija Guo Gang contó que la llevaron a dos hospitales donde le recetaron muchos medicamentos tales como Aciclovir, Vitamina B y B12 e interferón y le aplicaron diversas formas de fisioterapia. Corrían ya dos semanas, pero, la anciana no experimentaba ninguna mejoría y el dolor era tan insoportable que no tenía apetito ni podía dormir por las noches. Gracias a la recomendación de un pariente, buscó al doctor Ji, quien, en solo seis sesiones de tratamiento (una al día), o sea, solo seis días, le quitó el dolor y la curó totalmente. Ahora, está saludable y no padece ninguna secuela.

Ocho años atrás, a Li Hongnian, le sobrevino, de repente una apoplejía que lo dejó al borde de la muerte. Los médicos le salvaron la vida pero cuando salió del hospital, no podía caminar ni hablar con claridad. Además, no tenía control de la saliva y a menudo babeaba; tampoco podía ver bien y empezó a sufrir

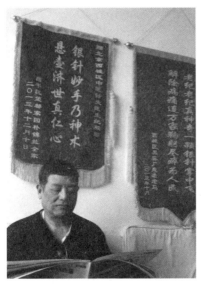

El paciente Li Hongnian

amnesia. Después del alta del hospital, inmediatamente recurrió al doctor Ji, quien lo sometió a un prolongado y sistemático tratamiento. Poco a poco, el paciente se fue recuperando y en algo más de un año empezó a caminar sin usar la silla de ruedas ni muletas y a hablar con claridad. Ahora, puede leer periódicos en voz alta, caminar, pasear y vivir como una persona normal, incluso monta en bicicleta. Viéndolo cómo nos cuenta sus peripecias con la apoplejía, nos parece increíble que hubiera padecido una enfermedad tan grave. Para mantener su buen estado, Li recibe acupuntura con cierta frecuencia. Li confesó que si no hubiera recibido el tratamiento del doctor Ji a tiempo, habría quedado con discapacidad.

Piao Jinghong, de 40 años, es de la etnia china de Corea. Después de la operación de un cáncer, le quedó un dolor agudo en la región abdominal causado por una adhesión intestinal. No podía caminar, ni tenía apetito, y solo dormía unas tres horas

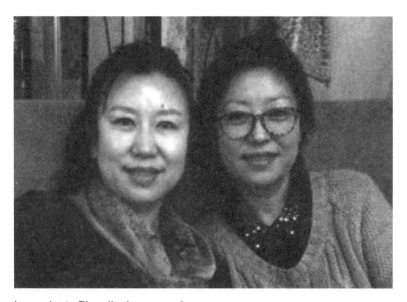

La paciente Piao Jinghong y su hermana mayor

durante la noche. Fue a muchos hospitales, pero los médicos solo le recetaban medicinas paliativas (por ejemplo, anodino o antineurálgico) pero no podían curar ni aliviar su dolor. Por recomendación de una amiga, visitó la clínica en una silla de ruedas con la ayuda de su hermana y se sometió al tratamiento del doctor Ji. Un mes después, ya había mejorado mucho. Ahora, ella misma puede trasladarse a la clínica conduciendo su propio auto. Tiene la cara rosada y luce robusta y saludable.

El autismo, una enfermedad del sistema nervioso, es otro mal difícil de curar. Un niño de 5 años, llamado Chen Haoyang, padeció infortunadamente esta enfermedad por encontrarse en un estado permanente de pánico. Sus padres y abuelos lo llevaron a grandes hospitales en los que no lo pudieron curar. Por último, por recomendación de unos amigos, buscaron al doctor Ji. Recién llegado a la clínica, el niño no hablaba con nadie y sentía miedo cuando miraba hacia abajo desde un lugar elevado; los animales grandes del zoológico le producían terror; en las noches, se levantaba cada 2 o 3 horas; y a veces gritaba. Unos meses después del tratamiento administrado por el doctor Ji, logró una milagrosa recuperación y se convirtió en el ser que es hoy: un niño completamente normal, vivo y travieso.

¿CÓMO SE HA CONVERTIDO JI DIANSHUN EN UN DISTINGUIDO MÉDICO?

Si el doctor Ji Dianshun llega a ser un distinguido médico se debe, principalmente, a la preparación concienzuda y a las enseñanzas dispensadas con gran esmero por su padre. El doctor Ji nació en 1960, en Beijing, en el seno de una familia de médicos de la medicina tradicional, lo que le permitió asimilar, en un ambiente de gran proximidad, las enseñanzas de su padre. A los 4 años, ya

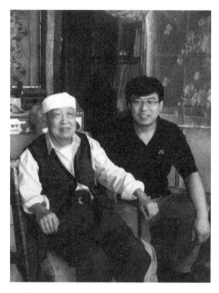

Ji Dianshun y su padre

recitaba muchas odas sobre la medicina china contenidas en un libro titulado titulado *ODAS A LAS INFUSIONES DE LA MEDICINA CHINA* (《汤头歌》). Entre los 8 y 9 años, empezó a aprender y practicar la acupuntura con su padre. Con el afán de dominar bien la técnica, solía poner las agujas en el cuerpo de sus padres y en el suyo propio. Con poco más de diez años de edad, ya era capaz de conocer con precisión las virtudes curativas de más de 100 hierbas medicinales. A los 15 años, ya sabía diagnosticar enfermedades y extender recetas curativas. Entre sus hermanos, el doctor Ji destacaba por su especial talento. Su padre admiraba sus virtudes y cultivaba su capacidad profesional.

Cuando cursaba estudios en la escuela secundaria, su padre lo llevó a varios famosos acupuntores de distintas escuelas para que fueran sus maestros. Fue el caso de Dong Huaiyi, que había sido director del Departamento de Acupuntura del Hospital de Tongren de Beijing y de quien aprendería la técnica de retener la aguja en los puntos correspondientes; también Wang Deming, reconocido médico del Hospital de Dashilar, quien le transmitió la técnica de pinchazos sin dejar la aguja; y An Chaoliang, famoso médico que le enseñaría una forma especial de la aguja con cánula que sirve para localizar puntos y disminuir el dolor por inserción de la aguja."

En 1982, aprobó los exámenes para ingresar en la Universidad de Medicina Tradicional China de Beijing. En este período, puso especial empeño en sistematizar sus conocimientos sobre la medicina tradicional, sobre todo, en lo relativo a las enseñanzas de su padre. En 1985, luego de los exámenes organizados por el Buró de Sanidad Pública del Municipio de Beijing, Ji obtuvo el diploma que lo acreditaba como médico profesional y, de inmediato, comenzó a trabajar en el Centro de Salud Pública de Taoranting de Beijing, donde sigue prestando sus servicios hasta ahora.

Al doctor Ji le gusta recalcar que la medicina china es una ciencia que se enriquece con la experiencia y la práctica médica

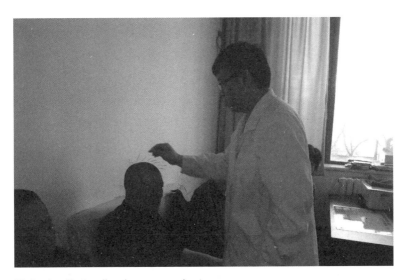

El doctor Ji atendiendo a un paciente

constantes, las cuales a la vez, sirven de base para profundizar los estudios del diagnóstico y para renovar los conocimientos. Al igual que su padre, en sus treinta años de intenso trabajo profesional, el doctor Ji Dianshun siempre ha concedido una especial importancia a la práctica médica clínica, una verdadera fuente de experiencias y conocimientos y una magnífica ocasión de ofrecer a la gente de pocos recursos un servicio indispensable.

El doctor Ji dice que su padre abogó siempre por brindar igual atención tanto a la medicina farmacológica como a la medicina acupuntural y a la utilización simultánea de las dos terapias. Todo ello para alcanzar un efecto mejor y más rápido en el tratamiento de ciertas enfemedades. Luego de treinta años ejerciendo su profesión de médico, Ji Dianshun es un experto conocedor de la teoría y la práctica de la medicina tradicional y su nivel es tan alto que, incluso, ha sobrepasado al de su padre.

EL PADRE DE JI DIANSHUN, EMINENTE MÉDICO CHINO

Llegados a este punto, hay que hablar del famoso médico Ji Yonghe, padre del doctor Ji, quien fue un reputado facultativo y director de la Clínica subordinada a la Farmacia de TONG REN TANG （同仁堂）, un establecimiento emblemático de la medicina tradicional china cuya antigüedad se remonta a más de tres siglos. Su fama trasciende las fronteras de China.

El doctor Ji Dianshun recuerda a su padre con un sentimiento profundo, muy consciente de que gracias al alto nivel profesional de su progenitor, en la atención clínica alcanzó una fama muy grande en la zona urbana donde vivía, un circuito de decenas de hutones, callejuelas típicas del viejo Beijing. Su gran capacidad profesional le permitía curar enfermedades difíciles y complicadas, como la

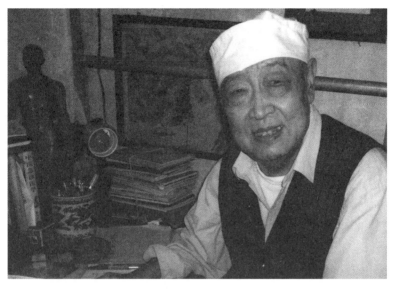

Ji Yonghe, padre de Ji Dianshun

esterilidad, la cirrosis hepática, etc. Por ejemplo:

1. Muchas mujeres que padecían esterilidad lograron tener hijos en forma normal luego de un adecuado tratamiento.

2. Otro caso referido por el doctor Ji es el de un paciente afectado con una cirrosis hepática muy grave, complicada con la afloración de un edema. Se llamaba Zhang Fuqi y trabajaba en la conocida tienda RONG BAO ZHAI (荣宝斋) de Beijing donde se vendían los cuatro tesoros del escritorio (pincel, tinta en barra, laca para tinta y papel). En el hospital, los médicos occidentales desahuciaron al paciente, pues su mal se encontraba en un nivel incurable. En estas condiciones, alguien le recomendó al doctor Ji Yonghe, su padre, quien lo sometió a un tratamiento que duró más de un año, con el resultado de una curación total. Zhang Fuqi mantiene hasta hoy una gran amistad con la familia Ji, a la que guarda una eterna gratitud.

En la década de los 80 del siglo XX, un niño de solo 9 meses, tras más de diez días de fiebre, los médicos del Hospital Infantil de China, le extrajeron la médula y le diagnosticaron meningitis purulenta. Los médicos aconsejaron un tratamiento sobre la base de unas inyecciones importadas, a pesar de que tenía efectos secundarios como afectar la actividad intelectual, producir sordera, etc. Eran secuelas de mucho riesgo. Pero se trataba de salvarle la vida y no tuvieron otra alternativa que aplicar las inyecciones. Pronto surgieron convulsiones, calambres y alergias. Cortaron de golpe el tratamiento con las inyecciones. Como en el caso anterior, alguien aconsejó a la familia llevar al niño al doctor Ji Yonghe. Era la última esperanza. Teniendo en cuenta las experiencias del tratamiento tradicional que no aconsejan recetar a los niños el medicamento chino "AN GONG NIU HUANG WAN" (安宫牛黄丸) un preparado elaborado por la Farmacia TONG REN TANG （同仁堂） para curar principalmente la apoplejía en su fase inicial, el doctor Ji Yonghe, tomó la decisión de administrar al niño un cuarto del preparado (una píldora, en realidad). Durante el tratamiento, el niño tomó cinco píldoras en total además de varias recetas de infusiones para aumentar su capacidad inmunológica. Por fin, el bebé logró recuperarse totalmente y no le quedó ninguna secuela.

¿PORQUÉ SU PADRE SE ATREVIÓ A UTILIZAR EL MEDICAMENTO ANGONGNIUHUANGWAN （安宫牛黄丸） PARA CURAR LA ENFERMEDAD DE ESE NIÑO?

El doctor Ji Dianshun explicó que según la medicina tradicional, la cerebromeningitis purulenta es causada por los efectos del calor interno del organismo y por el exceso de flema y se manifiesta cuando el calor negativo sube a la cabeza. El "AN GONG NIU HUANG WAN" （安宫牛黄丸）elimina el calor negativo, ayuda a recobrar el conocimiento y despejar la mente, o sea, hace descender el calor negativo hasta eliminarlo del organismo por los efectos de una diarrea controlada. Luego, viene la completa recuperación.

SENCILLOS CONOCIMIENTOS BÁSICOS DE LA MEDICINA CHINA A PROPÓSITO DEL TRATAMIENTO

El doctor Ji Dianshun hace especial hincapié en un aspecto clínico básico de la medicina tradicional china: restablecer, en primer lugar, el equilibrio entre el Yin y el Yang (corrientes contrarias: positivo-negativo) del organismo; luego, estimular la circulación de la energía vital y la sangre y evitar su estancamiento, vigorizando la energía vital y revitalizando el organismo.

En el momento de determinar el tratamiento, la medicina tradicional china presta primordial importancia a la regularización de todos los órganos del cuerpo en su conjunto, a la diferencia de los síntomas y a las peculiaridades del metabolismo del paciente. Luego, determina, con obligada precisión, la variedad y la proporción de los componentes de las medicinas. Por ejemplo, si una persona padece de gastritis y al mismo tiempo tiene tos, insomnio, diarrea, etc., el médico presta especial atención a los síntomas del paciente mientras le va tomando el pulso y observando la saburra de la lengua. Al final, hace un diagnóstico global y elabora una receta que sirva para curar todas esas enfermedades al mismo tiempo. Aunque estas enfermedades afectan a diferentes órganos, por lo general, los pacientes pueden obtener un tratamiento con una sola receta compuesta por varias o decenas de plantas, hierbas o minerales cuidadosamente elegidos. Pero también se presenta este caso: distintos enfermos padecen una misma enfermedad pero las recetas son diferentes. Esto se debe a las peculiaridades orgánicas y a los propios estados de salud del individuo. El doctor Ji entiende que algunos enfermos tienen deficiencias en el Yin; otros, en el Yang, incluso, algunos tienen deficiencias tanto en el Yin como en el Yang. Esto explica por qué las recetas no son iguales para los pacientes que sufren el mismo mal. Justamente, esta es una de las características propias de la medicina china.

Señala además que, actualmente, todo el mundo aboga por volver a la Naturaleza. Y justamente la Naturaleza proporciona plantas y hierbas medicinales de muy escasos efectos secundarios y de una probada eficacia. Subraya que la acupuntura es un tratamiento más ecológico que mantiene el equilibrio de los órganos. Puede estimular el potencial del organismo humano para

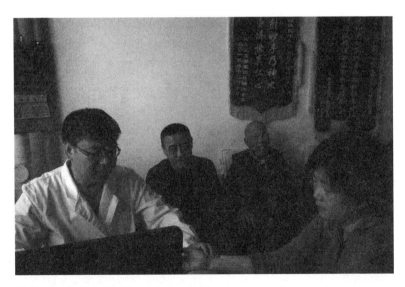

El doctor Ji atendiendo a una paciente

alcanzar el equilibrio entre el Yin y el Yang, tonificar los órganos afectados por las deficiencias y, a la vez, puede expulsar lo sobrante del organismo. Por ejemplo, si el fuego del hígado tiene un nivel elevado, conviene apagarlo para evitar la enfermedad. Por otra parte, la acupuntura promueve la circulación de la energía vital y de la sangre y draga los meridianos para prevenir y curar enfermedades y mantener la buena salud. De manera que la acupuntura ha sido reconocida y acogida por un gran número de países extranjeros.

¿"SUBSTANCIAS TÓXICAS" EN LOS COMPONENTES DE LA MEDICINA CHINA?

Algunos medios informativos de Occidente han difundido comentarios en que se sostiene que los componentes de la medicina china: hierbas, plantas, animales, minerales contienen substancias tóxicas. Sobre esto, el doctor Ji Dianshun afirma: "La medicina tradicional china es el resultado de un milenario proceso de investigación, experimentación y prácticas médicas que le dan una indudable consistencia científica. Su teoría, por eso, tiene una dimensión compleja y profunda. Quienes sostienen lo contrario revelan la necesidad de aprender los principios científicos de la medicina china, así como de sus virditudes, funciones, valores y eficacia. Sin embargo, podemos comprender esas limitaciones que tienen por una de sus causas la gran diferencia existente entre la cultura oriental y la occidental."

Dice, además, que si los componentes de la medicina china contuviera tantas sustancias tóxicas, los chinos habrían sido los primeros en sufrir las consecuencias y su población se habría reducido y no se habría multiplicado hasta sobrepasar, ahora, más de mil trescientos millones. Según los registros de

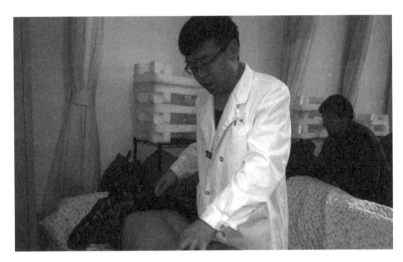

El doctor Ji atendiendo a una paciente

la "Materia Médica de China", publicada en 1999, el número de especies de hierbas medicinales chinas es de 8980. Si a ellas se suman los elementos medicinales de las minorías étnicas, sobrepasan las 12,800 especies. Una parte de ellas, como el ginseng y la ganoderma (Ganoderma Lucidum, en chino: lingzhi), sirven para revitalizar el organismo, tonificar el Qi primordial, aumentar la capacidad inmunológica y fortalecer la salud. La otra parte tales como la raíz de tragacanta (Radix Astragali Seu Hedysari, en chino: Huangqi), que tiene la función de tonificar la energía vital; el bulbo del lirio (Bulbus Lilii, en chino: baihe), que tiene la función de tonificar el Yin del Pulmón; el dátil chino (Fructus Jujubar, en chino: dazhao), que tiene la función de tonificar la sangre; el fruto de la cambronera china (Fructus Lyeii, en chino: Goujizi), que tiene la función de tonificar la capacidad del riñón, y sirve para conservar la salud. Todos ellos se pueden tomar solos, aparte, y también como ingrediente de algunos alimentos, ya que su género medicinal es suave y nutritivo. Por ejemplo, cuando los chinos preparan el caldo de gallina, suelen añadir unas tajadas de huangqi y unos gramos de Goujizi. Así, el caldo es más nutritivo.

Hay una tercera parte que contiene un mínimo de substancias tóxicas. Cuando la medicina china aprovecha estas plantas, hierbas, animales, minerales para curar algunas enfermedades adopta una serie de métodos para eliminar esos escasos elementos tóxicos. Los métodos se han perfeccionado a través de la investigación y de la experimentación en la práctica medicinal de miles de años.

1. Antes de poner en uso cualquier preparado de la medicina china es sometido a un proceso estrícto de elaboración mediante los métodos de cocer, tostar, hervir a fuego lento, etc., que transforman o eliminan cualquier substancia tóxica, si lo hubiera. Este proceso permite potenciar en forma plena las ventajas de los componentes así como eliminar sus factores negativos, con lo que se consigue aumentar la eficacia del tratamiento, sin afectar la salud de los pacientes con los efectos secundarios.

2. Conviene controlar estríctamente la cantidad y el tiempo de uso de estos elementos.

3. Otra particularidad del uso de estos elementos de la medicina china es que se les puede sustituir por otros que tienen la misma eficacia.

4. Para utilizar un elemento que contiene escasa substancia tóxica debe combinarse con otros que tienen la virtud de eliminar esas substancias negativas. Por ejemplo, la Rhizoma Pinelliae (en chino se denomina Banxia) contiene algo de substancia tóxica que puede ser eliminada cociéndola con jengibre.

5. Cuando un paciente toma cualquier preparado de medicina china, debe respetar estrictamente lo diagnosticado por el médico y solo debe variar en el momento en que cambian los síntomas de la enfermedad.

TRATAMIENTO PSICOLÓGICO SEGÚN LA MEDICINA CHINA

En los consultorios, se oye a menudo la risa alegre de los pacientes y todo ello se debe al buen humor del doctor Ji, que crea, así, un ambiente relajado, libre de tensiones.

Para el doctor Ji, tener en cuenta los aspectos psicológicos en cualquier tratamiento es un importante factor de la medicina china. Por eso, siempre promueve un "tratamiento distendido, alegre", "en el que predomine la armonía", "todo, empleando el buen humor", y un adecuado apoyo psicológico. Estos métodos, según él cree, pueden estimular la secreción de las hormonas cerebrales. Si aumentan las hormonas positivas, el resultado favorecerá al tratamiento. Por otro lado, destaca que cerca del 70 por ciento de pacientes enferman por alteraciones emocionales, como la cólera, la insatisfacción, el mal humor, la tristeza, la depresión, etc. Todo esto ocasiona el estancamiento de la energía y de la sangre, en especial, del hígado, y perturba al tratamiento. Además, hace que los pacientes sean vulnerables a la gastrosis, la hepatopatía, la hipertensión, la apoplejía, la hemorragia celebral, etc.

TRATAMIENTO DE LA OBESIDAD CON ACUPUNTURA Y DIETA ALIMENTICIA

Ji Ran, hija del doctor Ji Dianshun, es, igual que su padre una excelente acupuntora, integrante de la tercera generación de médicos de su familia. Es una joven guapa, de 1,72 metros de estatura y graduada en 2009 en la Universidad de Medicina Tradicional China de Tianjin.

Cuando inició estos estudios reglados de cinco años de duración, ya llevaba mucho tiempo familiarizada con la medicina tradicional y la acupuntura. Tanto su abuelo como su padre sabían orientarla en su vocación y en sus prácticas. Ya en aquellos tiempos insertaba agujas de acupuntura en el cuerpo de sus abuelos, de sus padres y de ella misma. Las vacaciones de la escuela secundaria y de la universidad, las pasaba practicando la acupuntura en los consultorios junto a su padre, como una pequeña ayudante.

Así, Ji Ran ha llegado a ser una profesional competente que sobresale entre los médicos de su generación. Cuando se graduó

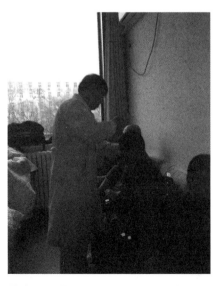

El doctor Ji atendiendo a un paciente

en la universidad, el Centro de Salud Pública de Chunshuyuan de Beijing abrió especialmente dos pequeños consultorios para ella. Lleva trabajando solo cuatro años, y ya goza de fama entre los pacientes. Muchos de ellos han padecido apoplejía, torceduras, o dolores por motivos desconocidos, etc., y han logrado, con un tratamiento controlado por ella, una total recuperación.

Ji Ran destaca que el desarrollo social trae consigo cambios en la forma de presentación de las enfermedades y que, a la luz de las enseñanzas de sus antecesores, se siente responsable de la renovación de los conocimientos de la medicina china. Ella cura las enfermedades conocidas y convencionales pero pone énfasis en el tratamiento de algunas enfermedades surgidas en China en los últimos tiempos, como la obesidad, por ejemplo. La elevación de la capacidad adquisitiva de los chinos ha determinado cambios en la dieta alimenticia. Así, ahora la gente come mucho más carne y otros alimentos fritos y abundantes en grasa que antes consumía

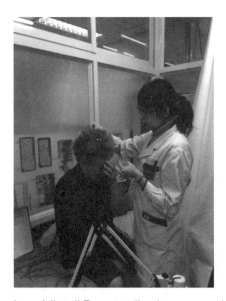

La médica Ji Ran atendiendo a una paciente

de forma más moderada. El resultado es que ahora hay muchas personas, incluidos niños, que son gordos o sufren obesidad, lo cual afecta no solo a la imagen sino también a la salud. Esta es la razón por la cual, Ji Ran concede mucha importancia al tratamiento de la obesidad y a cstimular el consumo de dietas equilibradas a fin de que la salud no se quebrante y los cuerpos luzcan saludables y la persona mantenga un espíritu alegre.

Según la experiencia médica clínica de Ji Ran, las causas de la obesidad son en parte psicológica, el exceso de consumo de alimentos nutritivos, el desequilibrio de los nervios centrales, etc.

Según Ji Ran, la obesidad se cura con la acupuntura, que actúa en el organismo estimulando la secreción interna, regula el sistema nervioso, suspende el flujo de los ácidos gástricos y hace más corto el período de evacuación del estómago, con lo que se consigue disminuir el apetito y la sensación de hambre. Además, la acupuntura tonifica la energía y la sangre con lo que se logra

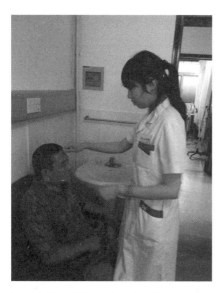

La médica Ji Ran atendiendo a un paciente

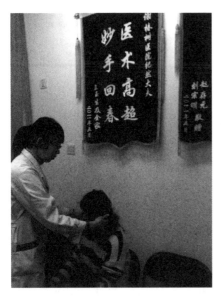

La médica Ji Ran atendiendo a una paciente

revitalizar y equilibrar el organismo y expulsar el mal. Con todo esto, se fomenta lo positivo que, además de adelgazar, garantiza la buena salud. Ella sostiene también que la acupuntura estimula el metabolismo de las grasas para disminuirlas en el organismo. En estos aspectos, está probado que la acupuntura es una terapia segura, garantizada y eficaz.

Ji Ran cree que para prevenir y curar la obesidad, es necesario cultivar las buenas costumbres alimenticias y el hábito de practicar deporte. Con la ayuda de su padre, ella ha elaborado una dieta bastante racional para adelgazar manteniendo las sustancias nutritivas indispensables para los órganos.

Ji Ran tiene, además, una opinión muy formada a propósito del consumo de medicamentos para adelgazar. Según su parecer, en efecto, muchas personas pueden disminuir de peso con este método; pero si lo suspenden, reaparece la tendencia a engordar.

Para evitar esto, Ji Ran opina que en el tratamiento para disminuir de peso no conviene trazarse un plan rápido, sino uno que siga un ritmo pausado, es decir, poco a poco. Además de controlar la alimentación y hacer deporte, la buena terapia necesita, generalmcnte, la aplicación de 2 o 3 ciclos de tratamiento (de 10 sesiones cada ciclo) intercalándose diariamente.

Con gesto amable, Ji Ran cuenta el caso de un muchacho llamado Jin Huanbo, de 1,85 metros de estatura, 25 años de edad y un peso de 130 kilos, con problemas de colesterol, de presión arterial y agudo estreñimiento. Sometido en julio de 2011 al tratamiento de acupuntura, en menos de 3 cursos bajó 22 kilos y quedó curado del estreñimiento. Mientras estaba obeso, el joven puso en práctica una dieta estricta: un poco de cereales, nada de frituras ni comidas picantes; en la cena, nada de granos ni de carnes, solo alimentos no grasosos, tales como frutas, verduras, yogur, etc. Incluía, además, un mínimo de 40 minutos diarios de deporte.

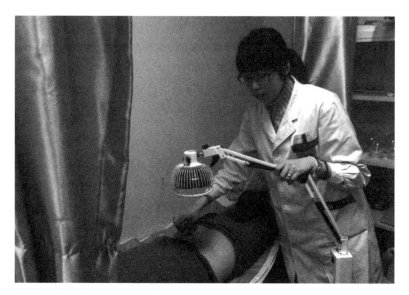

Ji Ran atendiendo a un paciente

Finalmente, el doctor Ji Dianshun y su hija Ji Ran sugieren a los lectores la ubicación de varios puntos acupunturales buenos para mantener una excelente salud.

Documento anexo del presente libro

- Salud y masajes en los puntos acupunturales

-Gráficas de la ubicación de los puntos de la acupuntura

- Numeración de los puntos acupunturales.

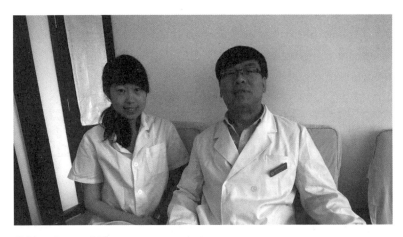

Ji Dianshun y Ji Ran

LIU FENGWU, FAMOSO GINECÓLOGO CHINO CONTEMPORÁNEO, IMPORTANTE FIGURA DE LA HISTORIA DE LA MEDICINA TRADICIONAL CHINA

En la historia contemporánea de la medicina tradicional china, destaca, de manera especial, por su sabiduría y por su inteligencia que muchos no han dudado en calificarla de portentosa, el ginecólogo Liu Fengwu. Su destreza en el tratamiento de todo tipo de enfermedades frecuentes y comunes --incluidas aquellas complicadas, de difícil curación-- le hicieron acreedor a una justa y merecida fama. Su magnífica trayectoria profesional lo ha convertido en el único gran médico chino que ha recibido importantes reconocimientos tanto en la rama de la medicina china como en la de la medicina occidental. En este capítulo, vamos a dar algunas referencias sobre este gran médico chino. Referir su extraordinaria experiencia en el desempeño de su profesión permite no solo conocer su trayectoria sino también echar luces sobre el valor alcanzado por la tradición de la medicina china y sobre el papel desempeñado en la historia china.

El doctor Liu Fengwu fue director del Departamento de Ginecología del Hospital de Medicina Tradicional China de

Beijing. Entre los años 60 y 70 del siglo XX, se desempeñó como jefe de redacción del periódico "Conocimientos sobre la Salud" de Beijing, cumplió labores docentes en la Universidad de Medicina Tradicional China de Beijing e impartió clases en diversos cursos de varios hospitales con una eficacia docente tal, que todos los alumnos definieron su vocación gracias al nivel de profundidad de su enseñanza. Todos sintieron admiración por él y por la sorprendente originalidad de sus criterios en relación a la teoría de la ginecología. Su labor docente no le impedía seguir acumulando ricas experiencias en la práctica de la medicina, cosa que lo venía haciendo desde hacía más de 40 años. El libro titulado "Experiencias de Liu Fengwu acerca de la Ginecología" obtuvo el premio otorgado por la Conferencia Nacional de Ciencia y Tecnología celebrada en 1978. La obra, que obtuvo importantes reconocimientos y elogiosos comentarios de sus colegas de los círculos académicos, trata de 131 casos clínicos, muchos de ellos complicados y difíciles de curar. En la actualidad, el libro

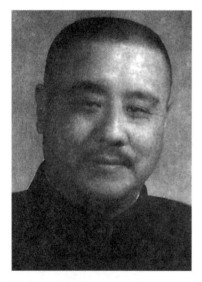

El doctor Liu Fengwu

constituye un texto primordial en la enseñanza en todas las universidades o institutos de medicina tradicional china.

El hondo sentido humano que siempre puso en su práctica profesional el doctor Liu Fengwu se veía a diario cuando atendía, con la misma bondad y la misma generosidad a todos los pacientes sin fijarse en absoluto en su condición de ricos o pobres. Esto, como se puede comprender, le granjeó el cariño y la confianza de sus numerosos pacientes. Podía atender, en promedio, más de 60 pacientes al día con una increíble eficacia curativa, pues los efectos empezaban a notarse casi de inmediato.

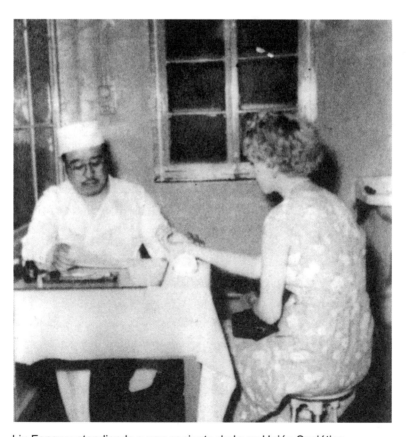

Liu Fengwu atendiendo a una paciente de la ex-Unión Soviética

Pronto su fama se difundió no solo en Beijing sino en todo el país y era apreciado por altos dirigentes como Zhou Enlai, el Primer Ministro chino ya fallecido, quien le recomendó a una deportista japonesa de tenis de mesa para que la curara de la esterilidad, y a Chun Han, una experta agrícola norteamericana afectada por el síndrome menopausal. Las dos alcanzaron una curación total, lo que fue motivo, por parte de ellas, de encendidos elogios y de un especial reconocimiento al doctor Liu Fengwu.

En la década de los 60 del siglo XX, el Estado propició la iniciativa de que los médicos de medicina occidental aprendieran la medicina tradicional china. En esa misma época, muchos famosos ginecólogos del Hospital de Ginecología y Obstetricia de Beijing estudiaron las valiosas experiencias obtenidas, en la práctica médica de la medicina china, por el doctor Liu Fengwu. Y lo hicieron teniéndolo a él como maestro. Pero también lo invitaron a menudo a participar en las consultas de ellos mismos con el resultado de que los efectos curativos eran cada vez mejores. El doctor Liu, así mismo, dictó clases en muchos cursos organizados para médicos occidentales venidos con el objetivo de aprender la medicina china. Los distinguidos profesionales, eventualmente alumnos del doctor Liu, le expresaron su admiración y su profundo reconocimiento.

LIN QIAOZHI: UNA EMINENTE GINECÓLOGA

Al hablar del doctor Liu Fengwu, resulta obligado mencionar a Lin Qiaozhi, una gran ginecóloga de medicina occidental, que fue la primera directora de nacionalidad china del Departamento de Ginecología y Tocología del Hospital de Xiehe de Beijing con fama tanto en China como en el extranjero. Ella es una de los principales fundadores de la ginecología y la introductora de la tocología en la China contemporánea. En 1959, asumió el cargo de vicepresidenta de la Academia de Ciencias Médicas de China. Durante la década de los 30 del sigloXX, fue a perfeccionar sus conocimientos de ginecología en el Instituto de Medicina de Londres, en el Instituto de Medicina de Nueva York y en el de Manchester, EEUU. En 1940, fue controtada por EEUU como miembro de Honor de la Comisión Norteamericana de Ciencias Naturales. De 1973 a 1977, fue consejera del Consejo de Investigación de Medicina de la Organización Mundial de la Salud (The World Health Medical Research Council).

Ella se dedicó en cuerpo y alma a la investigación y al estudio de las enfermedades ginecólocas y tocológicas, incluso, evitó casarse a fin de dedicar todo su tiempo al estudio y a la investigación. Pero también dedicó una buena parte de su vida, a asistir personalmente a numerosos partos, tanto que, según se calcula, ha ayudado a traer al mundo a unos 50 mil bebés, además de resolver infinidad de problemas relacionados con enfermedades complicadas y de conseguir curarlas. Sus contribuciones en este terreno son sumamente importantes.

En esta ocasión hablamos de la doctora Lin Qiaozhi por una razón: ella mantuvo una amistad muy grande con el doctor Liu Fengwu, a quien admiraba por su alto nivel profesional, puesto en evidencia, especialmente, en las consultas con otros médicos en el caso de enfermedades de curación complicada y difícil. Por ejemplo, cuando algunas pacientes tenían fiebre alta después del parto o de la operación, y la temperatura no bajaba a pesar de emplear diversos tipos de antibióticos, la doctora Lin Qiaozhi solía invitar al doctor Liu Fengwu a participar en la junta médica. Y él, siguiendo los criterios de la medicina china, recetaba medicinas que tenían la virtud de eliminar el calor y las toxinas, disolver las éstasis y eliminar los edemas; y al mismo

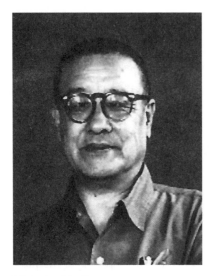

El doctor Liu Fengwu

tiempo, proteger el Yang, reforzar lo recto y tonificar la energía vital. Tanto el diagnóstico como el tratamiento sugerido por el doctor Liu, tenían una contundente eficacia curativo, de modo que las paciente entraban en un rápido período de recuperación. La doctora Lin Qiaozhi elogiaba la excelente arte médica, en el área de la medicina china, de su eminente colega, diciendo: "un auténtico portento administrando medicinas". En muchas ocasiones expresó de todo corazón su ferviente deseo de estudiar medicina china con el doctor Liu Fengwu, pero lamentablemente no fue posible por algunas razones históricas.

Por su parte, el doctor Liu Fengwu tenía un alto respeto y una gran admiración por la prestigiosa ginecóloga Lin Qiaozhi, y muchas veces manifestaba sentirse orgulloso de que ella le dispensara su amistad. Además, valoraba en alto grado la medicina occidental tanto por sus peculiares ventajas modernas como por su considerable nivel de avance. Por eso, no perdió ninguna de las oportunidades que se le presentó de aproximarse, a través del estudio, a los conocimientos de la medicina occidental, conjuntamente con sus colegas. Abogaba por la integración de la medicina china y la occidental y por el intercambio entre las dos ramas a fin de mejorar la eficacia del tratamiento en beneficio a la humanidad.

Los dos famosos médicos se estimaban como amigos y como científicos de la medicina y, como buenos colegas, colaboraban con frecuencia entre ellos en la atención de numerosos pacientes, ya aliviándoles sus dolencias, ya salvándoles la vida. Y esta colaboración tan estrecha era posible a pesar de que pertenecían a dos grandes ramas de la medicina, en esencias diferentes. Con todo esto, ellos se erigieron como un buen ejemplo de integración de la medicina china y la occidental.

CÓMO CURA EL DOCTOR LIU FENGWU LAS ENFERMEDADES GINECOLÓGICAS CON LA MEDICINA CHINA.

El doctor Liu Fengwu tenía una especial habilidad en combinar la teoría básica de la medicina china no solo con la rica experiencia de sus antepasados sino también con las modernas prácticas de la medicina clínica. Los exámenes y las pruebas obtenidas en la práctica médica le permitieron inventar sus propias recetas que alcanzaron una muy alta eficacia, sobre todo, en relación con las enfermedades complicadas y difíciles de curar, tales como la inflamación pélvica, la menstruación dolorosa, las amenazas de aborto, la mancha hepática, los hidramnios, el síndrome de Sheeham (Insuficiencia de la Pituitaria en el Posparto), Gestación Extrauterina Remota, Leucoplaquia Vulvaria, etc. He aquí algunos casos:

En 1974, a una mujer --su apellido es Tu-- de 31 años de

edad, que padecía el síndrome de Sheeham, le vino un shock causado por una masiva hemorragia postparto. Lograron salvarle la vida pero le quedó una secuela de náuseas, mareos, pesadillas, palpitaciones, respiración corta; además de una preocupante pérdida del cabello y del vello de las axilas y del pubis, de un útero atrófico, y de una pérdida del apetito y del deseo sexual. Los médicos le recetaron variadas medicinas, incluida la ingesta de hormona pero ella no experimentaba ninguna mejoría. Hasta que, por recomendación de una amiga, recurrió al doctor Liu Fengwu quien, luego de examinarla, empezó a administrarle un tratamiento especial (infusiones para tonificar la sangre y la energía vital, armonizar el estómago y reforzar el riñón y el bazo), con el que experimentó una lenta pero segura mejoría. A los dos meses, quedó completamente recuperada: su estado de salud era envidiable.

Otro caso: en 1975, Yang, una mujer de 28 años de edad, a causa de una gestación extrauterina padecía una hemorragia vaginal incontenible. Entonces, se le practicó un raspado en el útero, pero tanto la hemorragia como el dolor de vientre seguían igual. Luego, detectaron que en el lado derecho de la matriz había una acumulación patógena. Los médicos occidentales le diagnosticaron gestación extrauterina remota.

Luego, ella recurrió al doctor Liu, quien la sometió a un tratamiento con medicina china durante 54 días, Yang descubrió que ella padecía de un estancamiento de la sangre, en una especie de nudo, que no era más que una acumulación patógena del tamaño de un huevo de pato. El doctor Liu le recetó medicinas para vigorizar la sangre, disolver la estasis, disipar la acumulación, eliminar el calor y las toxinas y quitar el dolor. Su recuperación fue total.

La leucoplaquia vulvaria es una enfermedad muy difícil de curar. Yin, una mujer de 35 años de edad, la padeció en 1972 y sufrió mucho a causa de esta enfermedad. Sentía constante picazón y dolor en la vulva, y durante el período de menstruación no solo le dolía el vientre sino que también sufría de mareo, de violentos accesos de cólera. Además, le preocupaba otro problema grave: la infertilidad. Ya llevaba más de tres años de casada y aún no había concebido. Luego, más tarde, la vulva se le fue atrofiando gradualmente, alguna parte de la piel se le volvía blanca y su vida sexual sufría serias dificultades. Para resolver todas estas complicaciones, tomaba muchas y variadas medicinas pero sin ningún resultado.

Por último, llevada por la fama del doctor Liu Fengwu, lo buscó y le pidió una consulta. Luego de examinarla, el doctor Liu le dijo que su mal cuyos síntomas eran los mareos, los arrebatos de ira, etc., tenía como causa la insuficiencia del yin del hígado y del riñón. Esta enfermedad no se puede curar con tratamiento externo, como aplicar, por ejemplo, emplastos en las partes afectadas del cuerpo.

El médico se decidió por un tratamiento orientado a tonificar y alimentar el hígado y el riñón. Demandó un tiempo más o menos largo pero su eficacia resultó tan sólida que canceló toda posible recurrencia. Las medicinas recetadas por el doctor Liu tenían el objetivo de calmar el Hígado, regular el qi, nutrir la sangre, excitar la circulación y calentar y tonificar el yang del riñón, es decir, tonificaban tanto el yin como el yang. Poco a poco los síntomas empezaron a remitir y la mancha blanca dejó de desarrollarse. Y lo más importante de todo fue que le curó a la paciente de su infertilidad.

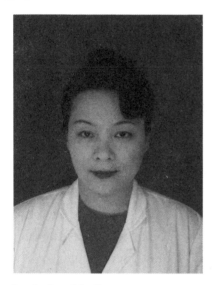

La doctora Liu Jian

LIU JIAN, HIJA DEL DOCTOR LIU FENGWU

Liu Jian es hija del doctor Liu Fengwu y la única, entre sus 9 hijos, que puede ser considerada una digna sucesora de la teoría y de las concepciones científicas de su padre. La doctora Liu Jian, de 63 años, fue doctora jefe en la Sección de Medicina Tradicional China del Hospital de Fengsheng de Beijing. Desde su jubilación, trabaja como experta médica, los lunes y los jueves por la tarde, en el Centro de Salud Pública de la Calle Financiera de Beijing. Allí, prosigue su abnegada labor de médica atendiendo a numerables pacientes.

Mostrándome el libro "Experiencias de Liu Fengwu acerca de la Ginecología", Liu Jian me explicó que en este libro, hay registros detallados sobre los 3 casos arriba mencionados y otros de complicada y difícil curación. Allí, por ejemplo, se puede saber cuáles fueron los síntomas, los componentes de cada una de las recetas y sus respectivas funciones, etc. Conocer esto, resuelve muchos problemas claves de diagnóstico y tratamiento.

El fallecimiento de su padre causó una conmoción tan grande, que todo el mundo consideró una verdadera desgracia la desaparición de este gran maestro médico. Más tarde, el Hospital de Medicina Tradicional China de Beijing tomó la decisión de compilar, en archivos del sistema electrónico, formas de tratamiento basándose en este libro. Para conservar este valioso patrimonio de la medicina china y potenciar su utilización, el hospital encargó a cuatro estudiantes de la Universidad de Industria de Beijing, emplear métodos matemáticos indistintos (FUZZY Mathematics) tanto en el análisis de los casos clínicos como en la dosificación de los componentes de las recetas dejadas por este famoso médico.

Luego de numerosas investigaciones sobre el proceso del diagnóstico y el tratamiento, ellos lograron confeccionar con éxito un Software, (programas y procedimientos) en el que se halla un análisis sistemático de la teoría médica del doctor Liu Fengwu. Este Software se puede usar en los ordenadores comunes. Después de aplicarlo en la práctica clínica del Hospital de Medicina Tradicional China de Beijing, el resultado fue un aumento de la tasa de diagnósticos, lo que significa la materialización en forma creativa la combinación del ordenador, de las matemáticas y del tratamiento médico, con efectos curativos satisfactorios.

Por último, la doctora Liu Jian afirmó que el libro dejado por su padre, el fruto de un arduo y paciente trabajo de tantos años, constituye un invalorable aporte al desarrollo de la medicina tradicional china. El doctor Liu dedicó toda su vida al estudio de la ginecología dentro del campo de la medicina tradicional china, a la que hizo importantes contribuciones, pero también las hizo en los terrenos de la preparación de personal especializado, en la investigación científica, y en la integración de la medicina china con la occidental.

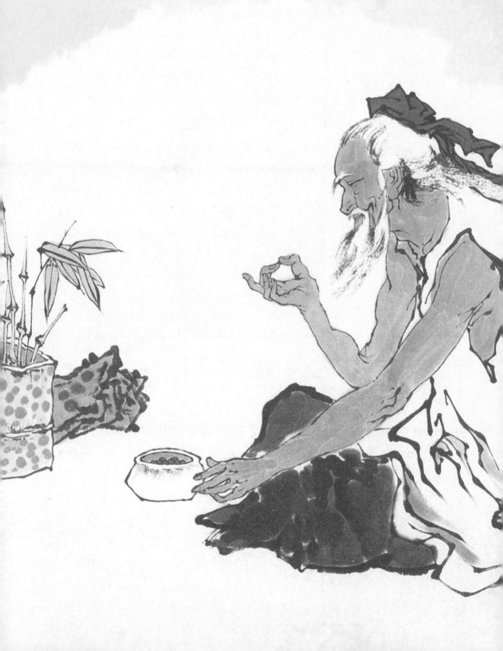

CONSEJOS DE SALUD PARA LA VIDA COTIDIANA

El DESAYUNO TIBIO PROTEGER EL ESTÓMAGO

Algunas personas suelen tomar, en el desayuno, antes que nada, bebidas frías, incluso, heladas, jugos de frutas o de verduras, leche, etc. que todos son fríos. La medicina tradicional china, que sostiene que los órganos internos necesitan mantenerse en un ambiente tibio, sobre todo en la mañana, recomienda, especialmente para las personas con enfermedades del sistema digestivo, que en el desayuno es preferible servirse bebidas y platos calientes o tibios. Esta costumbre permite proteger el sistema digestivo y sus funciones, la capacidad de absorción del bazo y del estómago, asi como el afianzamiento del sistema inmunológico y el fortalecimiento de los músculos. He aquí algunas explicaciones al respecto:

Cuando llega un día nuevo, en la mañana la sombra y el frío de la noche todavía no han desaparecido y la tierra no ha recuperado su temperatura diaria. Nosotros, recién salidos del sueño, tenemos aún los músculos, los nervios y los conductos sanguíneos algo adormilados y contraídos. En esta situación, tomar bebidas frías o ingerir comidas frías significa que vamos a transtornar no solo los órganos de la digestión, haciendo que se contraigan más, sino también la circulación de la sangre, obligándola a desplazarse a un rítmo irregular. Tal vez, esta costumbre no produzca inmediato malestar en el sistema digestivo, pero, a la larga, conforme avanza la edad, pueden aparecer males aparentemente inmotivados como diarreas frecuentes, falta de poder de absorción de las sustancias nutritivas, deterioro de la textura de la piel, malestar y permanente flema en la garganta, propensión a coger resfriados y a padecer enfermedades, cuando no tan graves. Esto me lleva a aconsejarles que tengan en cuenta que en el desayuno conviene más tomar alimentos tibios y calientes, pues los fríos afectan el sistema digestivo y disminuye la capacidad de resistencia del organismo, en general.

Un desayuno recomendable podría estar compuesto de leche de cabra o de vaca o de sopa de arroz o de avena, café o té, todo caliente, combinado con frutas, verdura, jamón, pan, pasteles,etc. Para las personas, cuya piel ha sufrido deterioros de diversa índole, cuyo sistema digestivo no funciona bien y sufren de bronquitis o viven en las zonas donde el clima es húmedo, la leche de vaca suele ser dañina pues puede producirles flema y alergia.

PEINAR POR PUNTOS ACUPUNTURALES DE LA CABEZA TONIFICA AL CABELLO

La calvicie es un problema que afecta de manera predominante a los hombres. Esto quiere dicer que, en cierto grado, también las mujeres pueden padecerla. En China, hay varias formas de prevenir la calvicie, incluso de detener su avance y hasta de curarla, haciendo que broten vellosidades que luego se convierten en pelos. Si uno empiece a caer mucho pelo, padecería alguna enfermedad causada por insomnio, presión espiritual, anormal metebolismo, etc. Al respecto, el acupuntor Ji Dianshun, especialista del Centro de Sanidad Pública de Taoranting, Beijing, dijo que además de tomar medicina tradicional china o adoptar el tratamiento de acupuntura inmediatamente, hay un consejo muy práctico y fácil que puede ayudar a prevenir y detener la calvicie: Consiste en peinarse, tratando en que los dientes del peine se arrastre o se peina con los 10 dedos de las dos manos como los dientes del peine acentuadamente por los raíces de los cabellos, es decir, peinarse con algo más de fuerza de lo habitual y hacerlo pasando el peine numerosas vece, por ejemplo, 100 veces o más.

¿Cómo se peina? Primero, peinarse comienza desde el centro

de la cabeza; una y otra vez, hacia los dos lados de la cabeza; luego, peinarse por delante de la cabeza, desde los dos puntos de touwei （头维） (punto 31) situados en la raíz del pelo del frente de la cabeza hasta los puntos dos acupunturales de Fengchi（风池） (punto 7) encontrados detrás de la cabeza. Todos los días, en las horas que se acostumbra hacerlo entre 5 y 10 minutos, y 2 o 3 veces por día; por la mañana, al mediodía y por la noche. Según la medicina tradicional china, el pelo resulta la sobra de la sangre. En la cabeza hay numerosos puntos acupunturales. Por ejemplo, el Baihui （百会） (punto 2) es un punto muy importante donde se cruzan todos los puntos del Yang del organismo. Peinarse de este método puede promover la circulación de la energía vital y la sangre, favoreciendo a nutrir la sangre y el pelo y evitar a caer el pelo. Además, puede prevenir y aliviar el dolor de cabeza, despejar y calmar la mente así como hacer que los ojos tengan más brillo y vivacidad. Sobre todo, alguna persona, que tiene el dolor de la cabeza posterior, puede peinar entre 3 y 5 minutos, y dos veces o más al día porque generalmente, este dolor es causado por la insuficiencia del suministro de sangre.

Otro consejo: Cuando la presión arterial de un paciente esté alta debería peinarse de atrás a adelante porque se puede eliminar el fuego interior, ayudando a bajar la presión arterial.

Eso es todo. ¿Sencillo y fácil, verdad? Solo hace falta un poco de constancia.

Por último, el doctor Ji nos proporciona una sencilla receta de cocina, cuyo único ingrediente es el frijol negro, "el cereal de los riñones", según las referencias que aparecen en los tratados de medicina china. Por otro lado, la farmacopea antigua de China considera que el frijol negro nutre y tonifica a los riñones y contribuye a conseguir un tratamiento eficaz del estreñimiento. Además, beneficia la prevención de la calvicie. He aquí la receta:

1. Limpiar bien una porción moderada de frijol negro y ponerla a remojar durante unas horas.

2. Echar los frijoles en una olla con agua, ponerla al fuego hasta que se cuezan (los granos deben quedar blandos) y añadir sal según el gusto.

3. Apagar el fuego, escurrir el agua y dejar que los frijoles se enfríen, incluso, resulta mejor si los frijoles cocidos pasan a un recipiente más adecuado y se guardan en el refrigerador.

4. Comer 10 gramos cada vez, dos veces al día (por la mañana y por la noche).

El doctor Ji sostiene que consumir de manera habitual frijoles negros ayuda a mantener en un excelente estado las funciones y los órganos señalados líneas arriba.

En América Latina hay un consumo más o menos frecuente de esta legumbre. Los cubanos, por ejemplo, tienen un plato bastante agradable y nutritivo que se prepara con arroz y frijol negro revueltos. En México y Perú también hay platos que se preparan con frijol negro, aunque lo más frecuente es el consumo de arroz con otras variedades de frijol. En todos los casos, son alimentos agradables con un alto índice alimenticio.

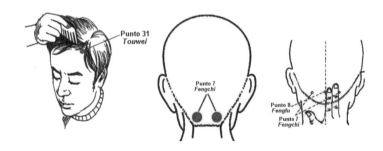

IMPORTANCIA DE MANTENER CALIENTES LA ESPALDA Y LOS PIES EN INVIERNO

En invierno o en cualquier estación en las regiones de por sí frías del mundo, la tendencia natural es hacer todo lo posible por conservar el calor del cuerpo. Usamos gruesos abrigos, guantes y envolvemos nuestro cuello con reconfortantes bufandas; sin embargo, pocos sabemos que entre todas las partes del cuerpo, la espalda y los pies son las más sensibles a los efectos del frío ambiental. Estudios de medicina moderna aseguran que la planta de los dos pies carece de capacidad para conservar el calor porque el suministro de sangre a esa zona del cuerpo es escaso por estar lejos del corazón. Según la medicina tradicional china, hay un dicho común:" El frío proviene de los pies." Porque en la superficie de la planta de los pies hay numerosos e importantes puntos acupunturales que están estrechamente relacionados con los óganos internos. Todas estas observaciones nos llevan a la conclusión de que conservar el calor en estas partes de nuestras entremidades inferiores es sumamente importante. Coger frío por la planta de los pies conduce, casi siempre, a una serie de enfermedades, como las que afectan las vías respiratorias, el sistema digestivo, etc.

Las investigaciones científicas revelan que, cuando el frío penetra, de manera sensible, por la planta de los pies, los vasos capilares de las vías respiratorias se contraen, las actividades de las células internas son más lentas y el sistema inmunológico disminuye, produciendo así, enfermedades en el sistema respiratorio.

Hay muchas formas de conservar el calor de los pies, la más común y frecuente de las cuales es, por lo menos en China, mantenerlos sumergidos entre 15 y 20 minutos en agua caliente de 40 grados centígrados más o menos. Otra forma relativamente frecuente es hacer masajes en toda la planta de ambos pies. Es necesario conceder atención a todo lo que los pies pueden realizar como correr a paso ligero, practicar la caminata olímpica o la simple caminata y otros deportes, de manera habitual. Con esto se consigue una buena circulación de la sangre y un aumento de la capacidad de resistir al frío. Por supuesto que esto no quiere decir descuidarse de abrigarse bien, con la ropa adecuada, sobre todo, los zapatos.

Conservar el calor de la espalda también es importante. Para la medicina tradicional china, por la espalda pasan dos de los canales más importantes del organismo. Cuando coge frío, la espalda es la primera región del cuerpo en sufrir, las consecuencias de los males.

En invierno, o en las regiones frías del planeta, hay que abrigar la espalda a toda costa, sobre todo tratándose de gente de cierta edad, de los niños, y de los débiles. Las formas de proteger la espalda son sencillas. Por ejemplo, se puede llevar siempre un chaleco de algodón o de cuero encima de la blusa o la camisa. Y al acostarse, conviene poner atención en el hecho de que la espalda quede bien abrigada. También se genera calor en la espalda con masajes practicados en esta región del cuerpo.

MASAJEAR EN LAS AXILAS BENEFICIA AL CORAZÓN

Es aconsejable hacerse masajes diarios de las axilas. Allí, como se sabe, convergen los nervios y los conductos sanquíneos del cuello y de las ramas superiores del cuerpo. A la vez, es un lugar donde se unen las venas, las arterias y los grupos de nódulos infáticos. Según la medicina tradicional china, en cada axila hay un punto acupuntural llamado Jiquan（极泉）(punto 12) que es el primer punto del meridiano del corazón (shaoyin) del brazo. Por lo cual, los masajes en esta región promueven la circulación de los canales principales del cuerpo y regulan la energía y la sangre, favoreciendo el funcionamiento del corazón. Pues, este masaje es conveniente para las personas de edad mayor, sobre todo, para los que tienen algún problema en el corazón.

El masaje en el axila es algo sencillo y fácil. Primero, hay que localizar el músculo axilar; y luego, el punto de Jiquan, poniéndo sobre él los dedos índice y medio de una mano, apretarlo suavemente y hacer masajes entre 3 y 5 minutos en forma de tocar instrumento de cuerdas, produciendo un poco de sensación de entumecimiento en la mano (o sea la mano se entume poco), dos veces al día, en cada axila.

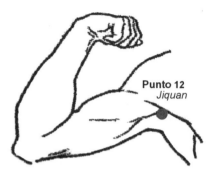

Punto 12
Jiquan

Cuando una persona tenga palpitación o malestar en el corazón o el pecho está oprimido, sobre todo, cuando un paciente no tenga ningún tratamiento, precisamente esperando el socorro, además de hacer este masaje, es aconsejable pellizcar suavemente el brazo, desde el punto de Jiquan, a lo largo del brazo hasta el dedo meñique porque esta parte del brazo pertenece al meridiano del corazón (shaoyin) del brazo. De esta manera, se puede facilitar el tratamiento de la enfermedad como una forma temporal de socorro de emergencia.

FILOSOFÍA DE LA SALUD, SEGÚN SUN SIMIAO, CÉLEBRE MÉDICO CHINO EN LA ANTIGÜEDAD

La sabiduría del pueblo, recogida por famosos médicos de la antigüedad, en China, ha ido sosteniéndo, a lo largo de milenios, la vasta trayectoria de la medicina tradicional. Por eso, en China, muchos de los principios que rigen la prevención y la terapia, han encontrado correspondencia con los que la ciencia moderna ha venido descubriendo en tiempos algo recientes. Hay nombres famosos en la medicina tradicional china; pero uno de los más memorables es el de Sun Simiao (581 a 682 de nuestra era). El dejó para la posteridad dos valiosas obras sobre la medicina china, producto de sus propias experiencias y de las teorías del área de la medicina, recogidas antes de la época de la dinastía Tang, hace más de mil años. Sun Simiao era un practicante del qigong, una forma de la medicina tradicional china cuyos métodos terapéuticos consisten, en parte de la energía interior y la concentración mental. A Sun Simiao se le conoce también como "TIAN YI, EL REY DE LA MEDICINA (天医一药王)". En este capítulo, voy a darles a conocer algunas de las recomendaciones que él resumió en el nombre de decálogo de la salud.

1. Peinarse dos veces al día, todos los días, en la mañana y en la noche, con las dos manos. Pero antes, es necesario juntar las dos manos, frotarlas unas 36 veces hasta que se calienten y luego, con las dos manos, así calientes, frotarse la cabeza desde la frente hasta la nuca como si uno se estuviera peinando, una y otra vez, hasta un total de 10 veces. Esta acción estimula muchos importantes puntos acupunturales que hay en la cabeza y puede prevenir el dolor de cabeza, el sumbido en los oídos, la calvice, incluso, puede hacer que los ojos tengan más brillo y vivacidad.

2. Mover los ojos de acuerdo con las siguientes indicaciones: Cerrar los ojos y abrirlos bruscamente y con fuerza. Luego, hacerlos girar varias veces; primero, de derecha a izquierda; y luego, de izquierda a derecha.

   Juntar las palmas de las manos, frotarlas 36 veces hasta calentarlas. Luego, taparse los ojos con las palmas ahuecadas

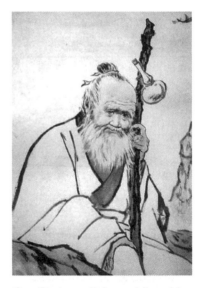

Sun Simiao, célebre médico chino

y mantenerlas allí unos minutos. Este ejercicio debe hacerse todos los días. El efecto que produce, hace fluir más sangre a los ojos, cura o alivia la miopía y la presbicia. Más tarde, hay que mover los dos ojos entre 5 y 6 veces en el sentido de las agujas del reloj, y luego, al revés.

3. Hacer castañetear los dientes todos los días, con la boca cerrada, 36 veces seguidas, sin emplear mucha fuerza. Este ejercicio regula la circulación de los canales de las dos mandíbulas, superior e inferior, y sirve para despejar la cabeza y facilitar la absorción del sistema digestivo y prevenir la caries dental.

4. Simular enjuagarse la boca sin agua ni ningún otro líquido produce una mayor ensalivación, algo que permite un mejor proceso digestivo:

Cerrar la boca ligeramente y hacer girar la lengua despacio entre la parte interna de los labios y los dientes en el sentido de las agujas del reloj, unas 12 veces. Luego, tragar la saliva a bocado y lentamente.

Cerrar la boca ligeramente, hacer girar la lengua 12 veces tocando las paredes internas de los dientes superiores e inferiores en el sentido de las agujas del reloj; luego, al revés, 12 veces. Finalmente, tragar la saliva, despacio.

Con estos ejercicios se estimula la ensalivación. Ustedes saben que la saliva es importante porque contiene ricos fermentos digestivos y puede arreglar la secreción de las hormonas.

5. Apretar y aflojar con la palma de las manos las dos orejas, todos los días. Es mejor hacer este ejercicio antes de acostarse, por la noche. He aquí cómo proceder:

Apretar con un poco de fuerza y simultáneamente las dos

orejas con las palmas de la mano; y luego, aflojar. Se hace este ejercicio 10 veces.

Presionar con las dos palmas de la mano simultáneamente las dos orejas; luego, tocar 10 veces con el dedo índice y el dedo medio el punto acupuntural Fengchi, *(punto7)*, situado detrás de la oreja. Este ejercicio cumple funciones de mejorar la memoria y fortalecer las funciones del oído.

6. Frotarse 36 veces las palmas de la mano hasta que se calienten; luego, pegadas a ambos lados de la cara frotarse simulando lavarse la cara. Este ejercicio puede estimular la circulación de la sangre de la cara, y a la vez, es un masaje porque en la cara hay muchos puntos acupunturales. Hacer este ejercicio todos los días hace que la cara se quede menos arrugas y adquiera un color rosado y brillante.

Estas recomendaciones de Sun Simiao, famoso médico de la dinastía Tang de hace más de mil años que se le conocía como "TIAN YI, EL REY DE LA MEDICINA（天医一药王）", son útiles a ustedes para mantener buena salud, sin duda alguna. Lo más importante es practicar estos ejecicios constantemente.

FILOSOFÍA DE LA SALUD, SEGÚN GE HONG, ANTIGUO TAOÍSTA Y CÉLEBRE MÉDICO CHINO

Voy a darles algunas referencias sobre las experiencias que obtuvo Ge Hong, célebre taoísta chino, hace más de mil quinientos años, en el terreno del cuidado y conservación de la salud.

Hasta antes de Ge Hong, el desarrollo de la teoría y la práctica sobre el cuidado de la salud, parte esencial de la tradición cultural creada, siglos antes, por el taoísmo, el confucianismo y el budismo, no había obtenido avances significativos. Todos se limitaban, hasta entonces, a observar, por ejemplo, los principios del taoísmo, para quien la vida era el bien supremo que había que preservar a toda costa como el mejor modo de desterrar la muerte. Había, pues, que lograr el supremo objetivo de prolongar la vida, para lo que era necesario buscar la fórmula de una poción que pudiera inmunizar por completo al organismo.

Ge Hong se hizo famoso no solo como taoísta, sino también como un gran difusor de la alquimia de su tiempo, incluso, como mago. Pero, sobre todo, su fama se debió a su obra *BAO PU ZI* (《抱朴子》), en la que daba la fórmula de cómo preparar

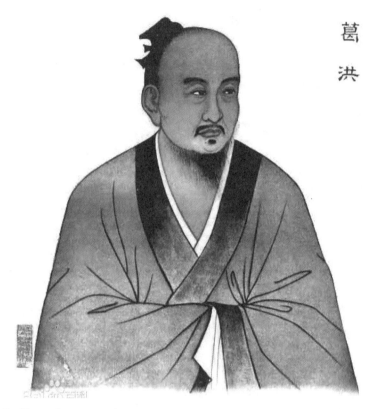

Ge Hong, famoso taoísta y médico chino

la pócima de la longevidad. Ge Hong partía del principio de conceder importancia al hecho de preservar de cualquier daño a la salud y de evitar heridas en el cuerpo. En su obra "Tratado de Baopuzi", dio muchas recomendaciones en más de 10 aspectos. Que me permitan ofrecerles algunas de ellas en consideración a su importancia histórica, pues datan de hace más de mil quinientos años, y también a su utilidad práctica.

1. Al escupir, evitar el esfuerzo que supone hacerlo lejos.

2. No caminar de prisa.

3. Evitar los ruidos intensos y mortificantes.

4. No mirar un objeto o un lugar por largo tiempo.

5. No permanecer sentado durante mucho tiempo.

6. Acostarse solo al sentir cansancio.

7. Vestirse o abrigarse antes de sentir frío.

8. Aliviarse de ropa, antes de sentir calor.

9. Comer antes de que el hambre arrecie.

10. No comer en exceso.

11. No llegar nunca a la fatiga

12. Evitar sudar en exceso.

13. Evitar dormir demasiado.

14. No permanecer en un ambiente demasiado frío o demasiado caliente ni en un medio en que corre mucho viento o hay espesa niebla.

15. Comer alimentos variados y evitar la monotonía de unos cuantos tipos.

16. Abrigar bien los dos hombros al dormir en un ambiente frío.

Lo peculiar de las recomendaciones de Ge Hong está en que cubren también el área de la salud mental. El es autor de una máxima que se hizo muy popular: "La longevidad es un privilegio de los que viven libres de preocupaciones". El siempre aconsejaba no llegar a perder la paciencia ni tomar con excesiva seriedad los problemas de la vida, tanto si presentan en el ámbito familiar como en el del trabajo. De igual manera, recomendaba no desvivirse por la fama ni por conseguir el máximo provecho

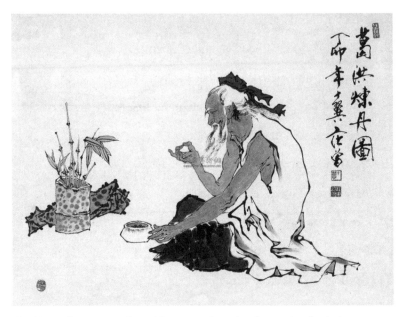

Ge Hong, famoso taoísta chino experimentando con la alquimia

de la vida. El sostenía que era mucho mejor para la salud adoptar una actitud impasible y serena ante cualquier contrariedad que surja en la vida. Un temperamento equilibrado y tranquilo y una actitud magnánima y generosa, decía, permiten ver las cosas con confianza y optimismo.

Ge Hong resumió también, en cinco rubros, los principios taoístas del cuidado de la salud, base de la longevidad:

1. Adquirir, cultivar y practicar con regularidad buenas costumbres tanto en la alimentación como en los hábitos de acostarse y levantarse.

2. Hacer ejercicios o practicar alguna de las formas de las artes marciales, entre las que cabe mencionar el taijiquan, que regula la fisiología y consistencia de huesos y tendones.

3. Practicar ejercicios de armonía respiratoria, como por ejemplo, el Qigong y el taijiquan, que tienen efectos favorables para la mente y el organismo en general.

4. Incorporar a la dieta cotidiana de comida, alimentos medicinales que tonifique los riñones, el hígado, el bazo, etc.

5. Evitar los excesos en la vida sexual.

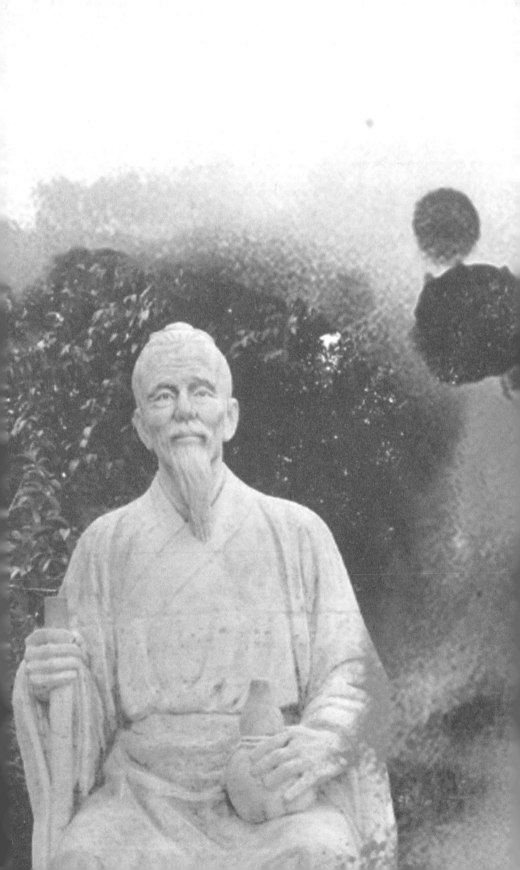

TRATAMIENTO PSICOLÓGICO

TRATAMIENTO PSICOLÓGICO DE ZHU DANXI, FAMOSO MÉDICO CHINO EN LA ANTIGÜEDAD (1)

La psicología es una importante rama de la medicina. En la antigua china, muchos médicos chinos ya habían prestado atención al tratamiento psicológico. He aquí una interesante anécdota acerca de este tema.

Zhu Danxi, famoso médico de la Dinastía Yuan, nació en 1281 y murió en 1358. Zhu era tan hábil en medicina como en el tratamiento psicológico. En seguida, se lo explicaré con un ejemplo:

Una muchacha de familia acomodada de la provincia sureña de Zhejiang se casó con un rico comerciante. Después de la luna de miel, su esposo la dejó en la casa y partió en un largo viaje de negocios. Pasaron dos años y el esposo todavía no había regresado. La joven estaba sola en casa y sin noticias de él. Finalmente, la preocupación y la añoranza de su esposo la hicieron caer enferma. Perdió el apetito, se pasaba todo el día acostada en la cama e incluso parecía estar siempre en Babia. Temiendo por su salud, sus padres la llevaron al médico Zhu Danxi. Después de conocer y examinar los síntomas de

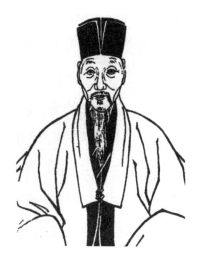

Zhu Danxi, famoso médico chino

la muchacha, Zhu dijo que la enfermedad de la joven esposa era producto de la prolongada nostalgia de su esposo. Más concretamente, esa tristeza le provocaba un estancamiento de la energía en el bazo. Por lo tanto, no había medicamentos que pudiesen curar su dolencia. Según la medicina tradicional china, la cólera ataca al hígado; y la inquietud, al bazo. El bazo y el estómago cumplen funciones semejantes a las de los almacenes: asimilan el agua y los alimentos, y los transforman en nutrientes para el organismo humano. Pues bien, el médico Zhu aconsejó al padre que, sin ningún motivo, pégase tres bofetadas a su hija mientras le gritaba y la maldecía. El padre, que la había llevado entre algodones desde que era niña, hizo lo que el médico le había recomendado. La hija, enojada a más no poder, rompió a llorar a lágrima viva. Pero para sorpresa de todos, al llegar la noche la joven pidió algo de comer, y poco a poco fue recuperando el apetito. Entonces, Zhu le dijo en secreto al padre que para que su hija se restableciese totalmente había que darle alguna alegría.

El médico y el padre discutieron cuál sería la mejor manera de hacerlo. Luego, cuando el padre regresó a casa, le dijo a su hija: "Tu esposo ha enviado a un mensajero para decirte que no tardará en volver."

Al oír esta noticia, la joven se puso muy contenta y se sintió más tranquila, o para expresarlo con un dicho popular chino, "La piedra que precionaba en el corazón cayó al suelo". A partir de ese momento, poco a poco su salud fue mejorando: ya no se pasaba todo el día en la cama, y tanto su expresión como sus movimientos comenzaron a volver a ser los de antes. Quiso la casualidad que su marido regresara al cabo de 3 meses. Para entonces, la joven ya se había recuperado totalmente.

Zhu Danxi había hecho lo siguiente: primero encendió la cólera de la joven esposa con el fin de que pudiera desahogar su pena y, en este proceso, liberar la energía estancada en el bazo. Luego, buscó una manera de disipar por completo la tristeza mediante la alegría. En China tenemos un refrán muy parecido al que dice: "No hay mal que por bien no venga".

TRATAMIENTO PSICOLÓGICO DE ZHU DANXI, FAMOSO MÉDICO CHINO EN LA ANTIGÜEDAD (2)

Zhu Danxi, el mismo famoso médico de la Dinastía Yuan era hábil en el tratamiento psicológico. He aquí otra interesante anécdota acerca de este tema.

En la dinastía Yuan, había un Xiucai, título del letrado que logró aprobar los antiguos exámenes imperiales a nivel distrital. Poco después de casarse, su esposa murió a causa de una grave enfermedad. Profundamente abatido, Xiucai buscó consuelo en la bebida. Pero su tristeza no tardó en sumirle en una prolongada depresión. Su padre lo llevó de un médico a otro, pero ninguno acertó a curarle. Finalmente lo llevó a la consulta de Zhu Danxi, a quien le rogó que salvara la vida de su hijo.

Después de preguntar detalladamente las causas y los síntomas de la enfermedad de Xiucai y de tomarle el pulso, Zhu Danxi le dijo en voz baja: "¡Ay!, me parece que estás embarazado". Luego le tocó el vientre y le preguntó: "No tienes ni hambre ni sed; no tienes apetito, ¿verdad? No hay duda de que estás embarazado. Pues voy a darte una receta para evitar el aborto". Muy serio, Zhu escribió la receta. Al oír las palabras

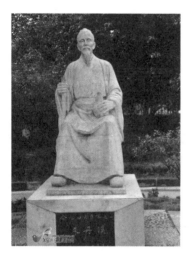

Zhu Danxi, famoso médico chino

del médico, Xiucai se echó a reír y dijo: "Realmente, te mereces tu buena reputación". E inmediatamente después de decir esto, se levantó y se fue. De vuelta en casa, contó lo sucedido a todo aquel que encontraba: "Zhu Danxi, el médico mago, me ha dicho que estoy embarazado... ¡ja, ja, ja!". La depresión parecía haberse desvanecido como por arte de magia y no pasaba día sin que se oyeran las risas de Xiucai. Aunque no tomaba medicina alguna, cada vez se encontraba mejor y al cabo de dos semanas se había recuperado totalmente.

Más tarde, alguien le explicó lo que había sucedido; es decir, le explicó que le habían aplicado un tratamiento psicológico. De repente, Xiucai comprendió lo ocurrido y porqué Zhu Danxi gozaba de tanto prestigio".

REFRÁN BIEN USADO, ESTRÉS ALIVIADO

La vida cotidiana, está llena de circunstancia imprevistas, unas son buenas; otras, malas, las primeras se celebran, pero ¿qué hacer frente a las segundas? La sabiduría popular ha creado una serie de dichos y refranes que, al hacernos pensar, nos lleva a su contenido de verdad y, al final, nos alivian y nos consuelan. En especial, por ejemplo, cuando alguien pasa una mala racha, tiene algún problema que parece insoluble o sufre de una dolencia prolongada, se le consuela diciéndole algo que suena a verdad: "No hay mal que dura cien años ni cuerpo que lo resistía". Y lo bueno de estas frases de consuelo es que tienen sus equivalencias en las distintas lenguas del mundo. Ahora, les voy a hablar de algunos de estos dichos que se suelen usar en China:

1. "A alguien que pierde su fortuna o alguna cosa de gran valor se le dice que no se preocupe pues perder la fortuna puede evitar una calamidad."

2. "Pero también hay frases que llamar a la cautela, evitando los actos audaces. No olvides, se le dice a los temerarios que el pájaro que asoma primero le cae el tiro del cazador."

3. "Frente a cualquier tipo de desgracia se dice que esta, o sea, la desgracia, no es más que la buena suerte que ha venido así disfrazado o que, una pérdida puede resultar una ganancia, muy semejante al proverbio en español: no hay mal que por bien no venga."

4. "Cuando una persona se halla preocupada porque no ve una salida a su problema se le dice: " El río es muy ancho y tu barca anda a la deriva, pero recuerda que todo río tiene orillas; cuando lleques a una de ellas se orientará mejor. O si no: Montaña es escabrosa, pero el que persiste en el avance siempre encuentra un camino."

Estos dichos o proverbios, algunos de apariencia simple, encierran cierta verdad y tienen un efectivo resultado de consuelo. Por lo menos, alivian de la tensión que supone soportar la presión de un problema o de una enfermedad. Y eso, influye en el ánimo; además, crea una fe en que, de verdad, las cosas van a cambiar. Y cambien, muchas veces, por el poder de la autosugestión, una disposición de ánimo que, si es fuerte, influye decisivamente en el espíritu de las personas.

CONSIDERACIONES QUE RESPONDEN A CIERTA FILOSOFÍA

Se dice que las palabras son la voz del corazón; pero así mismo, se dice que su ausencia, o sea, callar, es también una forma del corazón. En China se suele decir que " callar vale tanto como el oro y que la elocuencia tiene el valor de la plata. Pero esto no se refiere a cualquier forma de callar sino a aquellas en que intervienen la sabiduría y la prudencia. Así, ciertos silencios, valen más que miles de palabras.

"Iván Turgueniev, famoso escritor ruso decía que una vez que dos personas que se entienden plenamente se juntan, en realidad, no necesitan hablar."

" Y William Shakespeare, el conocido dramaturgo inglés se quejaba de que las palabras no servían jamás para expresar la intensidad de los sentimientos y que tal vez, en ciertos casos, mejor sería callar."

Por eso, se suele censurar a los que hablan demasiado o se recomienda no hablar tanto con este dicho " Cuando más se habla, más riesgo hay de cometer errores.

Y en cuando al amor, existe un consenso en el mundo en el sentido de que, en determinados momentos, cuando los sentimientos llegan a su plenitud, las palabras sobran. Alguien le digo a su amado: ¿Que te diga por qué te quiero? Si te digo una razón, las palabras sonarán como algo vacío. Por otro lado, si hay necesitad de juramientos para afianzar el amor quiere decir que ya existe una fisura en el amor.

En español, hay un dicho famoso que alude a este asunto: "Obras son amores y no buenas razones". En efecto, muchas veces, un gesto, una mirada, una acción, un silencio, tienen más elocuencia que las palabras.

Pero la verdad es que nosotros nos hemos acostumbrado a expresar nuestros sentimientos con palabras aun sabiendo que estas apenas son un pálido reflejo de la enorme fuerza emocional que las motiva.

En todo caso, las palabras son un arma de doble filo: podemos anunciar con ellas las verdades más grandes, pero también las mentiras más infamas. Y así pasa en otros campos de la vida. Por ejemplo, muchos suelen valerse en las palabras para ostentar la virtud sin darse cuenta de que, al hacerlo, la virtud pierde su colorido. En español hay un refrán muy significativo contra sus palabras: "Del dicho al hecho hay mucho trecho." O sea, mejor es obrar y no hablar tanto.

Por otro lado, la voz fuerte y el aspecto severo no representan un carácter firme y dominante; al contrario, a veces, alguien callado y tranquilo convence y se impone a los demás. He aquí un ejemplo: El acero y el hierro no tienen el brillo del vidrio, pero conservan una fuerza indestruible en lo profundo.

Voy a cerrar esta parte con una reconocida frase de Bai Juyi, famoso poeta de los últimos años de la dinastía Tang, convertidos en dicho popular en China: Ahora, el silencio vale más que ningún rítmo.

Las consideraciones anteriores responden a cierta filosofía: En todo caso, deberíamos reflexionar sobre ellas.

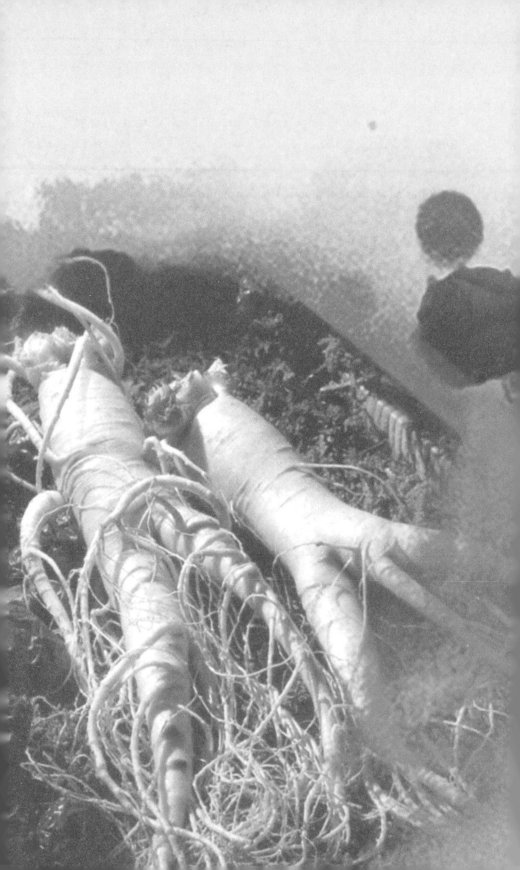

ALIMENTOTERAPIA

PROPIEDADES Y USOS MEDICINALES DEL GINSENG

El Ginseng asiático o Panax ginseng o Radix Ginseng (en Latin) es un miembro de la familia Araliaceae, que también incluye otros tipos de ginseng, como el ginseng americano o Panax quinquefolis. Según la medicina tradicional china, el ginseng tiene las virtudes de tonificar el Qi (energía vital) y la sangre, fortalecer los pulmones, calmar la mente, sobre todo para aumentar la inmunidad y revitalizar el organismo.

A mi petición, el doctor Ji Dianshun, experto del Centro de Sanidad Pública de Taoranting, Beijing, se refirió al ginseng, el ingrediente más célebre de la farmacopea china y recomendó varias formas de consumir ginseng en China.

1. Cuando se prepara un caldo de carne de res, de cerdo o de pollo, se agregan unas rodajitas.

2. Se puede poner un pedazo entero o tajadas en una botella de aguardiente y, un mes después, comenzar a tomar una copa diaria, especialmente en invierno. Si el clima es muy seco y hace calor, no es bueno tomarlo. En invierno o cuando hace

frío, se puede tomarlo. Una vez terminada la botella, se puede volver a agregar licor, dejando dentro el mismo ginseng que se utilizó la primera vez.

3. Cuando se hace un remedio o cocimiento, es decir, cuando se prepara una fórmula en casa con hierbas medicinales, siguiendo una prescripción médica, ésta a veces incluye ginseng, dependiendo del caso y también de las condiciones físicas de la persona.

4. Después de dar a luz, cuando alguna mujer se encuentra muy débil y friolera y no tiene mucha lecha para su bebé puede preparar caldo de la carne de oveja con unas rodajitas de ginseng y dangui（当归）(en Latín, Radix Angelicae Sinensis) para tonificar su energía vital y sangre, revitalizando su organismo y produciéndole más leche.

Dijo que aunque el ginseng es nutritivo y tiene gran valor medicinal, no se debe consumirse en grandes cantidades diarias, porque produce fuego interior, ansiedad,

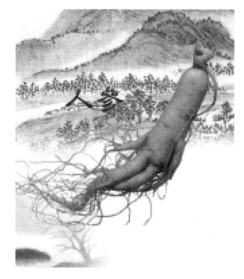

Ginseng

y sangramiento nasal. Consumido en exceso puede, incluso, ocasionar la muerte.

En resumen, no debe consumir ginseng cuando uno tiene el estancamiento exceso o la humedad y el calor interno del organismo. Solo cuando algunas personas de edad avanzada o las que tienen algún padecimiento, encontrándose en un estado muy débil, cuyo pulso es profundo, fino y débil y su sabura de la lengua es pálida, o sea en un estado de insuficiencia, pueden consumir ginseng.

El doctor Ji dio unos ejemplos:

1. Cuando uno padece hipertensión y cuyo Yang del hígado está en alto no puede consumir ginseng. Pero, cuando uno siempre se siente cansado y se encuentra en un estado de insuficiencia puede ingerir ginseng a pesar de tener hipertención.

2. No consumir ginseng cuando uno tenga fiebre por coger catarro.

3. No consumir ginseng cuando uno tanga el dolor de garganda causado por el calor interior.

Es aconsejable que si alguna persona quisiera consumir ginseng debería consultar al médico chino para estar más seguro.

MÉTODO DE PREPARACIÓN DEL CALDO DE CARPA PARA CURAR EDEMAS DE LAS PIERNAS Y LOS PIES

Muchos amigos tienen vivo interés en el tratamiento alimentario, la doctora Liu Jian, experta de la Sección de Medicina Tradicional China del Hospital de Fengsheng de Beijing les enseñó cómo preparar un caldo de carpa o carpa dorada para curar edemas de las piernas y los pies.

En China hay un refrán: "Los hombres tienen miedo a ponerse las botas, y las mujeres, a llevar gorra." La doctora Liu Jian explicó: "El sentido de esta comparación es que cuando un hombre tiene edema en los pies es señal de que su enfermedad se agrava seriamente. Tanto es así que si no se le cura inmediatamente, podría llegar a morir. Cuando las mujeres tiene edema en la cabeza, significa lo mismo. Por lo tanto, es aconsejable que cuando tenga estos síntomas acudan al médico cuanto antes."

A continuación, la doctora Liu dijo: "Según la medicina china, la carpa, una especie de los peces exquisitos de agua dulce, tiene en general, efectos diuréticos, facilitando a curar las edemas

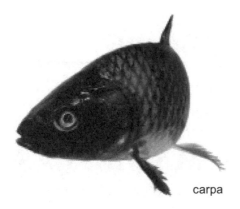

carpa

y estimular la secreción de la leche en las mujeres, por lo que se recomienda tomar caldo de carpa a las madres durante la época de lactancia. Consumir el caldo de carpa, además, favorece a quitar la sed, la tos y el asma. Aquí, en China, los que padecen de tos, de asma, de edemas o de hidropesía abdominal, suelen tomar caldo de carpa. Pero, las personas que tienen llagas o fiebre deben abstenerse de comer este pez."

He aquí una receta ofrecida por la doctora Liu Jian para preparar el caldo de carpa:

1. Limpiar bien una carpa de medio kilo más o menos, es decir, quitar las agallas y escamas y guardar los huevos o hueveras.

2. Luego, poner todo en una olla o cacerola y agregar agua, 120 gramos de habichuelas rojas (en Latín, Semen Phaseoli) que tienen funciones diurética y de tonificar la sangre, unas tajadas de jengibre y unas cucharadas de vino amarillo (vino de arroz o vino de uva). Si se puede conseguir en la farmacia de medicina china, una planta llamada Huangqi (黄芪) (en Latín, Radix Astragali seu Hedysari) se agregará 30 gramos en tajadas. Además, se puede agregar unas tajadas de ñame (en Latín, Rhizoma Dioscoreae) y 20 gramos de

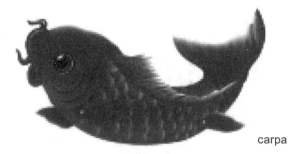

carpa

granos de lágrima de Job (en Latín, Semen Coicis). Este caldo tiene muchas propiedades tales como tonificar la energía vital, aumentar la capacidad inmunológica, expulsar el agua excesiva del organismo, de expulsar la humedad, evacuar la orina, eliminar el edema, etc. Es aconsejable no poner sal en el caldo si uno tiene edema.

3. Poner la olla a fuego fuerte hasta que rompa el hervor; después, dejar cocer a fuego lento entre media hora y 40 minutos. Es un caldo que contiene mucha proteína pero carece de grasa.

4. Tomar el caldo 2 veces al día, por la mañana y por la noche. Si no hay problema, siguen tomando ese caldo, una semana o 10 días después, el edema desaparecerá poco a poco; por lo menos, se aliviará. Esta receta especialmente es apropiada cuando el edema se debe a que el paciente ha permanecido mucho tiempo acostado o se debe a la malnutrición grave o cirrosis o cáncer.

PROPIEDADES Y USOS MEDICINALES DEL JENGIBRE

Todo el mundo sabe que el jengibre es un condimento para preparar carne, pescado, gambas, etc. Pero tal vez muchos de nuestros lectores no sepan que el jengibre también tiene un valor medicinal. En un antiguo libro de medicina tradicional china existe una receta para prevenir la vejez y mantener la juventud de la gente, en la cual el jengibre es el principal ingrediente.

El jengibre es un poco picante y tiene muchas funciones medicinales según la medicina china, tales como fortalecer el funcionamiento del estómago y del bazo, quitar el viento frío del organismo humano, etc. Al elaborar algunos medicamentos o alimentos medicinales, los chinos suelen usar el jengibre para producir sudor, calentar el estómago, eliminar el vómito, quitar el frío y la flema, etc. He aquí unas recetas:

1. Una receta con buen efecto consiste en preparar una sopa con jengibre, cebolla, y azúcar negra si uno coje frío. Les aconsejo utilizar esta receta solo en ese caso.

2. Cuando el estómago de alguna persona se siente friolero y le gusta comer solo alimentos calientes, puede tomar un té negro o rojo con tirillas de jengibre con frecuencia porque su género es caliente.

3. Cuando alguna persona tiene ganas de vomitar puede poner una tajada de jengibre en boca para quitar este mal sentido.

Además de esto, gracias a que contiene una sustancia peculiar, el jengibre tiene otras funciones especiales, a saber, favorece a bajar la presión arterial y los niveles de grasa de la sangre, y a prevenir el infarto del miocardio, la colecistitis, el cálculo biliar, etc.

Ingerir jengibre con frecuencia (al día puede chopar solo una tajada por la mañana; pero, no tragarla.) puede eliminar las manchas ocasionadas por la vejez. Sin embargo, no se puede ingerir jengibre en exceso. De hacerlo, podría producir fuego interior en el organismo humano, es decir, resequedad en la boca, dolor de garganta, estreñimiento, etc. Es aconsejable no consumir o consumir un poco de jengibre por la noche porque el Yang se recoge en ese tiempo de acuerdo con el cambio de la Naturaleza. Si se consume mucho se producirá el fuego interior del organismo, afectando la salud, pero, menos coger frío.

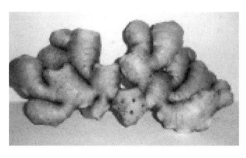

jengibre

Las personas que padecen hepatisis o hemorrajia del organismo o tienen el calor interior, por ejemplo, sienten resequedad en la boca o en los ojos, dolor de garganta o estreñimiento no pueden consumir jengibre, pero pueden consumir un poco en la cocina.

PROPIEDADES Y USOS MEDICINALES DEL LICHI, DE LA PIÑA Y DEL COCO SEGÚN LOS CRITERIOS DE MEDICINA TRADICIONAL CHINA

Todo el mundo sabe que las frutas son ricas en vitaminas y otros nutrimentos. Sin embargo, gracias a sus diferentes tipos de substancias y propiedades, las frutas tienen distintas funciones; además, no todas las frutas son favorables a todas las personas en cualquier momento según la medicina tradicional china. Ahora, ponemos unos ejemplos: Primeramente, les hablaremos sobre las propiedades y usos medicinales del lichi, la piña y el coco para que ustedes puedan consumirlas de forma adecuada.

El lichi, fruta exquisita proveniente de China, tonifica la sangre y aumenta el Yang. Debido a su género caliente, el lichi no es adecuado para todas las personas. Hay un dicho popular chino que dice así: " Una rama de lichi equivale al fuego de 3 antorchas." Esto significa que esta fruta produce fuego interior. Es aconsejable para aquellas personas cuyo Yin es débil no consuman lichi. Las personas con el fuego interior suelen tener enfermedades de la piel, por ejemplo, acné, no pueden dormir bien, sus labios se secan frecuentemente así como tener hemorragia nasal, estreñimiento, etc. Si comen esta fruta, se pueden agravar los síntomas, como por ejemplo, pueden presentar casos de hinchazón de labios. Hay una expresión que dice así "echarle leña al fuego" lo que equivale en chino a "echarle aceite al fuego".

Las personas normales pueden comer más de 10 lichis aproximadamente al día. Si los consumen demadiado les producirá el fuego interior. Aquellas personas que comen muchos lichis pueden tomar té verde, comer melón de agua o tomar infusión preparada a base de calabaza y hojas de loto para reducir el efecto del fuego interior.

Otras instrucciones: las personas que padecen de diabetes no deben comer lichi y los que padecen de gota, deben comer poco.

La piña es una fruta tropical. Se vende generalmente en verano. La piña no sólo tiene diversas propiedades que le ayudan a gozar de una buena salud sino que también favorece a bajar la presión arterial, a eliminar la grasa contenida en los vasos sanguíneos así como beneficia la digestión y absorción

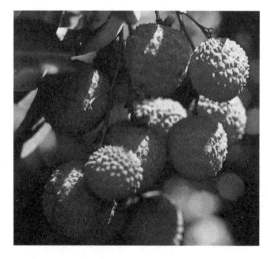

lichi

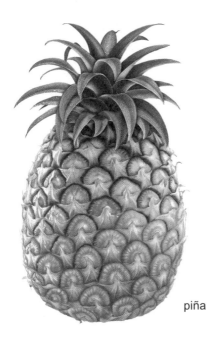

piña

de alimentos. La piña contiene casi todas las vitaminas indispensables para el organismo humano, 16 naturales de origen mineral y abundante fructosa, glucosa, proteína, ácido cítrico, etc.

La piña también es adecuada para adelgazar. ¿Por qué la piña es adecuada para adelgazar? Porque es rica en fibras. La piña acelera los movimientos del intestino. Tras ingerir piña, algunas personas sienten la necesidad de ir al aseo.

La piña contiene una sustancia que alivia el dolor de la garganta y reduce la tos. Cuando uno tiene fiebre, tos y dolor de garganta debido a un resfriado, se le aconseja un vaso de zumo de piña fresca que le ayuda no a eliminar la fiebre.

Según Li Shizhen, antiguo médico chino que gozaba de gran reputación, la piña fortalece el funcionamiento del bazo y estómago y da más vitalidad.

¿Cómo se consume la piña? Después de quitarle la corteza, se corta en tajadas y se ponen en un recipiente con agua con sal para eliminar el ácido orgánico de la piña. De este modo, la piña es más rica. Las personas que padecen algún dolor por ingerir piña deben tomar un vaso de agua con sal para diluir la sustancia que produce ese malestar.

Además, las personas que sufren de traqueítis o bronquitis no pueden comer en gran cantidad de esta fruta.

El coco es un tesoro de la zona tropical por sus abundantes grasas y proteínas. Algunas personas creen que el coco es una fruta fría. En realidad, tiene un género tibio ya que tonifica el Yang y fortalece la salud según la medicina china. El coco es adecuado para las personas que siempre sienten cansancio. He aquí una receta hecha con coco: "Pollo con coco y arroz glutinoso".

1. Se limpia bien el pollo, el coco y el arroz glutinoso

2. Se corta el pollo y el coco en pedazos.

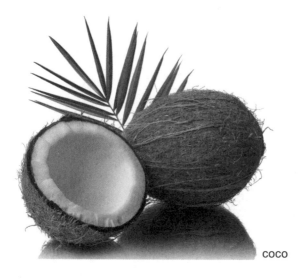

COCO

3. Se pone el pollo, el coco y el arroz glutinoso en una olla con agua.

4. Se calienta el agua de la olla a fuego fuerte hasta que empiece a hervir, después, se deja a fuego lento. Se añaden unas cucharadas de vino de arroz, de uva o de cerveza así como unas tajadas de jengibre y un poco de sal (a su gusto).

5. Se deja cocer aproximadamente durante media hora o 40 minutos, cuando los ingredientes se hayan ablandado, se puede apagar el fuego.

Esta receta es muy nutritiva. Es eficaz para tratar las enfermedades antes mencionadas.

Sin embargo, no es aconsejable comer esta fruta para las personas que tienen frecuentemente los labios secos y les gusta comer comidas fritas.

Podría tomarse la sopa arriba mencionada cuando está acatarrado para aliviar los síntomas.

PROPIEDADES Y USOS MEDICINALES DE LA SANDÍA Y DE LA PERA SEGÚN LOS CRITERIOS DE MEDICINA TRADICIONAL CHINA

La sandía de agua o también llamado melón de agua es una fruta sabrosa y rica en nutrimentos. Si una persona está acalorada mientras camina por la calle, resultaría muy agradable para ella comerse unas tajadas de melón de agua o tomarse un vaso de jugo helado preparado con esta fruta. No obstante, no es beneficioso para todas las personas y en cualquier momento. ¿Cómo se consume de forma adecuada? He aquí algunos consejos según los criterios de la medicina china:

La sandía no sólo se considera un alimento sino también un medicamento según la medicina tradicional china. Es considerado como un buen tratamiento para eliminar el fuego interior de las personas.

Pero, esta fruta no es beneficiosa para todas las personas y en cualquier momento. ¿Porqué?

Según la medicina tradicional china, el melón de agua es de género frío. Es aconsejable que las personas que tienen un estómago delicado y las mujeres que les viene la menstruación

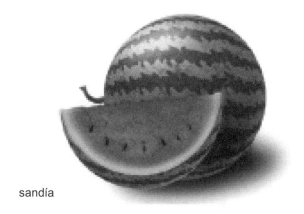

sandía

no coman en exceso de esta fruta porque el consumo excesivo puede producir el enfriamiento de su cuerpo y agudizar su debilitamiento. Ahora, les daré un buen consejo: si una persona consume mucha sandía, al final sentirá malestar en el estómago o tendrá diarrea, por lo que es aconsejable chupar una tajada de jengibre con el fin de eliminar ese frío causado por esta fruta ya que el género del jengibre es caliente.

Otra de las funciones de la sandía es la diurética. Si una persona tiene edema y quiere facilitar esa función diurética, podrá utilizar la siguiente receta: Primero, quitar la corteza al melón de agua. Segundo, se prepara una infusión con la parte verde del melón de agua, una hoja de loto y unos 20 gramos de granos crudos de lágrimas de Job (en latín, Semen Coicis). Tercero, se cuecen estos ingredientes en una olla. Cuando se hierbe, dejar cocer a fuego lento unos 15 minutos más o menos. Es preferible que se cuezan primero los granos de lágrimas de Job porque son duros. Además de la función diurética para las personas con estómago y bazo débiles, esta infusión también favorece el fortalecimiento de estos dos órganos.

Para las personas que padecen de nefritis, es aconsejable que también coman la parte verde del melón de agua ya que facilita una mejor función diurética.

Otro consejo: Para preparar una infusión con la parte verde del melón de agua, basta con unos 50 gramos de cada vez. Tomar esta infusión como un té en verano favorece el tratamiento de la úlcera bucal y de la lengua porque tiene la función de purgar el fuego interior del organismo.

En el norte de China, cuando llega el otoño, los diferentes tipos de peras ya están maduras. La pera es una fruta dulce y contiene mucha agua. Además, puede quitar la tos y eliminar el fuego interior del cuerpo, sobre todo el de los pulmones. Si una persona tiene malestar de garganta, es aconsejable que se coma una pera, se sentirá mejor.

Pero, ¿cómo se consume la pera para favorecer la salud? He aquí algunos remedios y recomendaciones:

La pera tiene un género frío. Si el estómago de una persona es débil, no debe comer mucho de ella; sobre todo, las mujeres que van a tener su menstruación.

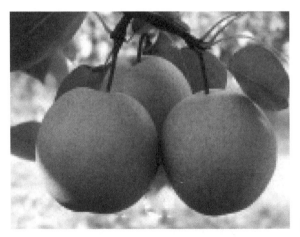

pera

Algunas personas padecen tos por el fuego interior; y otras, por el frío. La pera puede quitar la tos, pero para combatirla, todos los pacientes no utilizan el mismo remedio. Por ejemplo, una persona que tiene tos debido al fuego interior puede ingerir la pera cruda; y la que padece, al contrario, debe comer pera cocida. Les ofreceré algunas recetas para mejorar su salud:

1. En primer lugar, se puede preparar una infusión con pera y con azúcar candí. Se pela la pera y se corta en trozos. Se pone en un tazón en la que se añade azúcar candí (a su gusto) y se echa un poco de agua. Más tarde, se hierve el agua. Cuando haya hervido, bajar el fuego y dejar cocer entre 15 y 20 minutos. Se consume todo, tanto la pera como la infusión. Esta receta es beneficiosa para todos, sobre todo para los niños. Naturalmente, no para los diabéticos. Se puede consumir 2 veces al día: una vez, por la mañana y la otra, por la noche. Este método también es bueno para las personas afectadas de bronquitis.

2. En segundo lugar, pueden preparar una infusión con pera, azúcar candí (o azúcar) y agua. Esta infusión es beneficiosa para las personas que tienen la voz ronca.

3. Se puede preparar una infusión al igual que la segunda, pero añadiendo algunos ingredientes, como por ejemplo, además de pera y azúcar candí, se echa lirio. Esta infusión puede disminuir el fuego interior, fortalecer el funcionamiento de los pulmones, tonificar el Yin y calmar la mente.

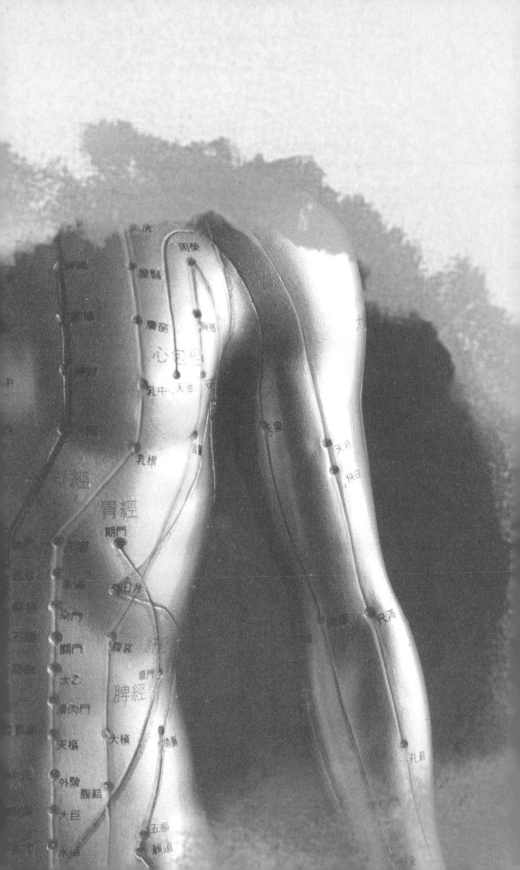

DOCUMENTO ANEXO
- SALUD Y MASAJES EN LOS PUNTOS ACUPUNTURALES
- GRÁFICAS DE LA UBICACIÓN DE LOS PUNTOS DE LA ACUPUNTURA
- NUMERACIÓN DE LOS PUNTOS ACUPUNTURALES

SALUD Y MASAJES EN LOS PUNTOS ACUPUNTURALES

El doctor Ji Dianshun y su hija, Ji Ran, han querido enseñar a nuestros lectores la realización de una sencilla masoterapia (masajes) en ciertos puntos acupunturales. Para una mejor orientación, sugerimos ver estos y otros puntos en las figuras que aparecen en el correspondiente documento anexo de este libro.

MASAJES ACUPUNTURALES QUE AYUDAN A TENER UNA BUENA SALUD EN LA VIDA COTIDIANA: （日常保健穴位）

En primer lugar, conviene saber que hay diez puntos principales que permiten conservar una buena salud en el diario vivir. Para lograr este propósito, es aconsejable hacer masajes diarios en los puntos señalados o solo en algunos de ellos con una duración de entre uno y tres minutos, hasta completar un mínimo de treinta y seis veces, según lo indicado en el antiguo "Libro de Cambios". La aplicación debe hacerse con los dedos de las dos manos. Es decir, en lugar de usar agujas, presionar los puntos generalmente con la yema del pulgar, del índice, del dedo medio, incluso, con la palma de la mano. La presión sobre los puntos debe hacerse con fuerza moderada. Al presionarlos, se puede hacer movimientos rotatorios con cualquiera de los dedos o con todos al mismo tiempo o frotar un punto con la palma de la mano; una o dos veces al día (una por la mañana y otra por la noche), cada vez, veinte minutos más o menos en total, dependiendo de la necesidad y del tiempo que se disponga.

He aquí, según los distinguidos médicos, las virtudes de estos diez puntos:

1. El punto Zusanli （足三里）(punto 48): Es un punto importante para revitalizar el organismo y favorecer la longevidad. Pertenece al Meridiano del Estómago (yangming) de la pierna. Excitar con frecuencia este punto permite aumentar la capacidad inmunológica, armonizar el funcionamiento del estómago y del bazo, estimular la circulación de la sangre así como tonificar la energía vital y relajar músculos y articulaciones. Esto, proporciona beneficios a las personas que padecen de insuficiencia de la energía vital y de la sangre o del Yin o del Yang, o tanto del Yin y como del Yang de los diversos órganos. Sobre todo, favorece el tratamiento de las enfermedades del estómago y de los intestinos. En resumen, es un punto útil que ayuda a reforzar la salud y facilita la curación y la prevención de enfermedades.

   He aquí, un método sencillo para hacer masaje en este punto: golpear con fuerza moderada, 100 veces al día, el punto Zusanli (punto 48) de las dos piernas con la palma de las dos manos o con un pequeño instrumento.

2. El punto Yongquan （涌 泉）(punto 37): Es el más importante del Meridiano del Riñón (shaoyin) de la pierna. También es un punto relacionado con la longevidad. Además de nutrir los riñones y de fortalecer su capacidad, estimular este punto con los dedos o frotándolo con la palma de la mano, beneficia la inteligencia, la memoria y el tratamiento de múltiples afecciones tales como el dolor de cabeza y el insomnio causados por insuficiencia de los riñones, así como el dolor de garganta proveniente del fuego interior producido por insuficiencia del Yin; también facilita el tratamiento de la insolación y el desmayo, incluso, puede hacer que los ojos tengan más brillo y vivacidad.

Este punto se halla siguiendo la línea del dedo gordo del pie, al llegar a un tercio de la planta, en la parte más cóncava y sensible. Se aconseja ver este y otros puntos en las figuras que aparecen en el correspondiente documento anexo del libro.

Para saber cómo se aplica el masaje en este punto, se aconseja leer el capítulo especial sobre el masaje en la planta de los pies.

3. El punto Hegu （合 谷）(punto 11): Es un punto del Meridiano del Intestino Grueso (yangming) del brazo. Excitar este punto permite eliminar el calor interno y activar la circulación de la energía y la sangre y evitar, así, su estancamiento, favoreciendo el desarrollo del metabolismo. También ayuda , a despejar la mente y la vista, a quitar el dolor de cabeza y de muelas y a curar la opilación y otras enfermedades similares.

¿Cómo hacer masaje en este punto? Una vez localizado, presionar con fuerza hasta que sienta un poco de dolor, en un nivel soportable. Esto sirve, sobre todo, para quitar el dolor de muelas o de cabeza. Luego, si tiene dolor en algunos órganos, durante un tiempo prolongado, rotar el dedo en este punto entre tres y cinco minutos cada vez. El efecto será un calor que se extiende hacia arriba, a lo largo del brazo, un poco de sudor y una progresiva sensación de alivio del dolor. Las personas débiles y las mujeres embarazadas no deben hacer masaje en este punto.

4. El punto Neiguan (内关)(punto 16): Es un punto importante que pertenece al Meridiano del Pericardio (jueyin)del brazo. Es, así mismo, uno de los ocho puntos importantes estrechamente relacionados entre sí. Hacer un masaje en el punto Neiguan (punto 16) significa estimular, al mismo tiempo, los otros siete que están relacionados con él. Las ventajas de hacer un masaje en este punto son múltiples, pues ayuda a prevenir y a curar muchas enfermedades.

Excitar este punto pone en acción factores que regulan la energía vital y vigolizan la sangre, facilitando el tratamiento de las afecciones del corazón tales como el dolor del corazón, las palpitaciones, la taquicardia y la bradicardia, así como también el tratamiento de las enfermedades de los sistemas digestivo y nervioso tales como el vómito, de las náuseas y del insomnio causado por insuficiencia de la energía vital y por hallarse el corazón en situación de debilidad. Al aplicar masaje en este punto, debe hacerse con fuerza moderada durante un minuto cada vez, hasta completar un mínimo de treinta y seis veces. También se puede repetir este masaje entre 10 y 15 minutos cada vez. Y dos o tres veces al día dependiendo de su enfermedad.

5. El punto Sanyinjiao (三阴交) (punto 19): Es un punto importante que pertenece al Meridiano del Bazo (taiyin) de la pierna, o sea, al Meridiano que se prolonga hasta la pierna: (taiyin), del Bazo y que se cruza con el Meridiano del Hígado

(jueying) de la pierna y el Meridiano del Riñón (shaoyin) de la pierna, o sea, con los dos Meridianos que se prolongan hasta la pierna: el jueyin, del Hígado y el (shaoyin), del Riñón.

Cuando se excita este punto, se nutre el hígado, el bazo y los riñones, restableciendo el equilibrio entre estos tres órganos y favoreciendo el tratamiento de las enfermedades del sistema digestivo, del hígado y de la secreción interna tales como de la diarrea, de los dolores menstruales, de la menstruación anormal, de la polución, de la impotencia sexual, de la diabetes, del insomnio, de la hipertensión, así como del dolor de la pierna parcial y del dolor de las articulaciones. Se puede hacer masaje en este punto, dos o tres veces al día; y cada sesión dura entre 5 y 10 minutos.

6. El punto Baihui （百会）(punto 2): Es un importante punto donde se cruzan todos los meridianos del Yang. También es un punto relacionado con la longevidad, situado en Du Mai, vaso (conducto) gobernador. Excitarlo ayuda a aumentar la energía vital, armoniza las funciones del sistema de los vasos del corazón y de la cabeza y del sistema nervioso, falicitar la inteligencia, prolongar la vida y mantener la juventud. Aparte de estas funciones, facilita el tratamiento de muchas enfermedades tales como la apoplejía, el insomnio, el silbido de oídos, la amnesia, la demencia; además, alivia el dolor de cabeza, despeja y calma la mente, previene la caída del cabello y estimula su crecimiento.

¿Cómo hacer masaje en Baihui (punto 2)? La forma más sencilla es: antes de acostarse, tomar asiento cómodamente y frotar este punto con la yema de los dedos o con la palma de la mano ciento ocho veces hasta que se sienta calor.

Otra manera es golpear el punto Baihui (punto 2) con la yema del pulgar, del índice y del dedo medio o con la palma de la mano, utilizando una fuerza suave, entre 50 y 100 veces, 2 ó 3 veces al día.

Se aconseja no hacer este masaje a los que padecen hemorragia cerebral.

7. El punto Shenshu （肾俞）(punto 23): Es un punto del Meridiano de la Vejiga (taiyang)de la pierna. Al excitar este punto o aplicar en él un masaje con la palma de una y otra mano, se consigue nutrir los riñones, aumentar su flujo sanguíneo y restablecer su capacidad orgánica, ayudándolo a superar una situación de debilidad. Sirve también para facilitar el tratamiento del dolor de cintura, de la polución, de la menstruación anormal, de la infertilidad, etc.

Después de hacer masaje en el punto Shenshu (punto 23), es aconsejable hacer otro masaje en el cercano punto Zhishi (punto 47). En cada punto hay que masajear entre treinta y cincuenta veces o más cada día. Para ello, ver la lámina de los puntos Shenshu (punto 23) y Zhishi (punto 47) en el correspondiente documento anexo del presente libro. Recomendación: antes de hacer el masaje, hay que calentar las dos manos frotándolas entre sí.

8. Punto Fengchi （风池）(punto 7): Es un importante punto que pertenece al Meridiano de la Vesícula Biliar (shaoyang)de la pierna, o sea, al Meridiano que se prolonga hasta la pierna, shaoyang, de la Vesícula Biliar. Hacer masaje en este punto puede eliminar el calor interior, dispersar el viento y el frío, despejar la cabeza y hacer que los ojos tengan más brillo.

Por ejemplo, cuando se siente malestar en el cuello debido a la lectura o al trabajo reiterado en el ordenador, puede frotarse este punto, pero debe hacerse en los dos lados de la cabeza porque son puntos simétricos.

Activando este punto se consigue curar el resfriado, el dolor de cabeza, el mareo, la hemorragia nasal, la sordera , así como las enfermedades del sistema nervioso.

Se aconseja hacer masaje en este punto entre uno y tres minutos cada vez, dos veces al día o en el momento en que sea necesario.

9. El punto Laogong （劳宫）(punto 14): Es un importante punto del Meridiano del Pericardio (jueyin) del brazo, órgano clave en el control de la circulación de la sangre en todo el organismo. Con la activación de este punto se consigue estimular la circulación sanguínea, tranquilizar la mente, eliminar el cansancio, aliviar el dolor de corazón, la insolación y el desmayo.

   Además, cuando uno siente presión espiritual o ansiedad o una repentina hipertensión por cólera o emoción intensa, se puede presionar con fuerza este punto con movimiento rotativo entre treinta segundos y un minuto. Más tarde, frotar los cinco dedos desde el punto Laogong (punto 14) hasta la punta de todos los dedos. Con esto podrá aliviar el malestar.

10. El punto Guanyuan （关元）(punto 10): Es un punto importante que se encuentra en Renmai, el vaso (conducto) de la concepción y en el que se cruzan el Meridiano del Hígado (jueyin) de la pierna, el Meridiano del Riñón (shaoyin) de la pierna y el Meridiano del Bazo (taiyin)de la pierna, o sea, se cruzan los 3 meridianos que se prolongan hasta la pierna: el jueyin, del Hígado; el shaoyin, del Riñón; y el taiyin, del Bazo.

   Excitar este punto fortalece la salud, activa la energía vital, revitaliza el organismo y previene el envejecimiento. Así mismo, restablece la capacidad de los órganos débiles por insuficiencia de energía vital, de la sangre, del Yin, y del Yang.

Además, ayuda a tratar las enfermedades del estómago y de los intestinos, la menstruación anormal, la polución, la impotencia sexual. En resumen, es un punto que fomenta la longevidad.

¿Cómo se aplica el masaje en este punto? He aquí dos modos:

Primero, debe localizarse bien el punto Guanyuan (punto 10), que se encuentra debajo del ombligo a una distancia de este, que se mide poniendo juntos, en forma horizontal, los dedos índice, medio, anular y meñique del mismo paciente. Se debe medir una distancia con los dedos del mismo paciente porque el grueso de los dedos de cada persona no es igual. En la lámina del punto Zusanli (punto 48) se indica en forma gráfica cómo medir esta distancia.

1.) Frotar las dos manos hasta calentarlas; luego, el punto Laogong (punto 14) de una mano debe quedar sobre el dorso de la otra y, así, una sobre otra, deben colocarse sobre el vientre, de modo que el punto Laogong (punto 14) de las dos manos coincida con el punto Guanyuan (punto 10), que se halla, precisamente, en el vientre. (el punto Laogong (punto

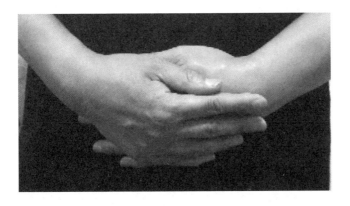

14) de la mano izquierda pegado al punto Guanyuan (punto 10) para el hombre y el de la derecha para la mujer). Se puede ver la foto siguiente.

Luego, concentrando la mente en esta operación, hacer movimientos rotatorios suavemente siguiendo la dirección de las agujas del reloj, treinta y seis veces o más; finalmente, hacer el mismo movimiento pero en sentido contrario, sin dejar de presionar el mismo punto, otras treinta y seis veces o más.

2.) Aparte de este modo regular, hay otro en el punto de Guanyuan (punto 10) que promueve la buena salud. Consiste en lo siguiente: Acostarse en la cama y frotar las dos manos hasta calentarlas, luego, poner el punto Laogong (punto 14) de una mano sobre el dorso de la otra y, así, una sobre otra, colocar el punto Laogong (punto 14) de las dos manos que tienen la palma libre sobre el punto Guanyuan (punto 10), que está en el vientre. (Esta forma es igual que la del primer modo). En este momento hay que concentrar la mente en esta operación procurando no pensar en nada. Esto permite dormir tranquilamente. Este método también es un tipo de Qigong.

El doctor Ji Dianshun sostiene que el ejercicio físico es importante para la salud, pero el ejercicio mental, o sea el ejercicio interior, que se da en el propio organismo, también rinde beneficios a la salud y previene enfermedades.

El taoísmo denomina "Dantian" --significa algo así como "base de la vida humana"-- a una zona que se encuentra en el vientre. En realidad, Dantian es el "punto donde convergen el Yin y el Yang", y también la "Puerta de la respiración y la aspiración", etc.

¿Cómo localizarlo? Debido a que en el taoísmo existen diferentes escuelas, cada una establece su propia zona donde se ubica el "Dantian". Así, por ejemplo, una de las escuelas sostiene que el "Dantian" se halla en el punto Guanyuan (punto 10); y otra, en el punto Qihai (punto 18), etc. Esto quiere decir que se puede escoger cualquiera de estos puntos como "Dantian", dependiendo de la concepción de cada persona. Generalmente, para practicar el ejercicio respiratorio, la gente prefiere los puntos Guanyuan (punto 10) y Qihai (punto 18) como el "Dantian" porque considera "Diantian" como una zona, no solo un punto.

Un modo de practicar el ejercicio respiratorio en el "Dantian" consiste, primero, en poner el punto Laogong (punto 14) de una mano sobre el dorso de la otra y, así, una sobre otra, colocar el punto Laogong (punto 14) de las dos manos que tienen la palma libre sobre la zona de "Dantian". Luego, concentrar la mente en el "Dantian", sin hacer ningún movimiento ni pensar en nada. Para hacer este ejercicio, se recomienda estar de pie manteniendo los pies abiertos en forma paralela de modos que uno y otro coincida, respectivamente, con el extremo de cada hombro. También se puede hacer sentado en una silla o en el suelo sobre una colchoneta. En este caso, cerrar los ojos, levantar la lengua ligeramente hasta el paladar de la boca y respirar en forma natural (también se puede adoptar la respiración abdominal). Todo el cuerpo debe estar relajado. En realidad, es un ejercicio mental de relajación, o sea, un tipo de Qigong. Si en algún momento se siente malestar en la cabeza, hay que suspender la operación. Al terminar el ejercicio, es aconsejable abrir los ojos después de frotarse las dos manos. Conviene señalar que este ejercicio se puede aumentar en forma progresiva a partir de unos minutos hasta media hora, incluso una hora o más.

El masaje en estos diez puntos, cuyo efecto más notable es conservar la salud todos los días, sirve principalmente a gente de cierta edad (jubilados, por ejemplo) o a personas que no tienen condiciones para hacer ejercicios físicos. En todo caso, quienes decidan hacer estos ejercicios, pueden elegir los puntos adecuados a su perfil, dependiendo del tiempo disponible para aplicar el masaje.

He aquí la referencia de un hecho real difundido por la prensa: un anciano de 86 años de edad, que padecía cirrosis hepática, al jubilarse, empezó a practicar el masaje en los puntos acupunturales al mismo tiempo que ponía en práctica una dieta alimentaria. Los resultados fueron buenos pero al indagar qué pasaba con las personas que padecían la misma enfermedad encontró que ya habían muerto. Él, en cambio, no solo mejoró del mal que padecía sino que siguió viviendo con una salud envidiable. Interesados en esta historia, fuimos a ver al doctor Ji Dianshun para saber su opinión y nos contó que él había hecho la selección de estos 10 puntos importantes, y que su hija, la joven médica, había hecho lo mismo con las figuras correspondientes a estos 10 puntos, algunos de los cuales tienen la virtud de promover la longevidad.

El doctor Ji subrayó algo que conviene tener en cuenta: aplicar masajes en estos puntos ayuda a mantener una buena salud y beneficia la longevidad. Sin embargo, para curar o aliviar alguna enfermedad, hay que utilizar otros puntos específicos.

PUNTOS ACUPUNTURALES PARA PREVENIR Y CURAR ENFERMEDADES FRECUENTES Y COMUNES

Ji Dianshun y su hija Ji Ran, los dos médicos recomiendan que para favorecer el tratamiento o prevenir las enfermedades que a continuación se señalan, se deben aplicar masajes en los puntos indicados, que se pueden localizar en el documento anexo del presente libro.

1. Malestar y cansancio de los ojos por utilizar el ordenador o ver televisión（眼睛不适或疲劳）: puntos Yintang（印堂）(punto 40), Sizhukong（丝竹空）(punto 25), Yuyao（鱼腰）(punto 42), Cuanzhu（攒竹）(punto 45), Taiyang（太阳）(punto 29), Fengchi（风池）(punto 7) y Baihui（百会）(punto 2).

2. Dolor o malestar de la cintura por cansancio o por otros motivos（疲劳腰疼）: punto Zhigou（支沟）(punto 44) y otros dos puntos (puntos de experiencia), más arriba siguiendo la línea del punto Zhigou（支沟）(punto 44), a una distancia que se mide poniendo juntos, en forma horizontal, los dos dedos índice y medio del mismo paciente. En la lámina de Neiguan (punto 16) indica cómo medir esa distancia , así como el punto de Dayuji（大鱼际）(punto 5)。

3. Prevenir o tratar el catarro o resfriado（防治感冒）: pun-tos Yingxiang（迎香）(punto 41), Fengchi（风池）(punto 7), Hegu（合谷）(punto 11), Yintang（印堂）(punto 40), Taiyang（太阳）(punto 29), Lieque（列缺）(punto 15) y Dazhui（大椎）(punto 4).

    Nota: Se pueden aplicar masajes en los primeros cuatro o cinco puntos dependiendo del tiempo disponible.

4. Indigestión o gastralgia o malestar de estómago（消化不良或胃疼或不适）: puntos Neiguan（内关）(punto 16), Zhongwan（中脘）(punto 46), Tianshu（天枢）(punto 30) y el punto Zusanli（足三里）(punto 48). Un método sencillo: El punto Zhongwan (punto 46) es muy importante, por ejemplo, si una persona siente malestar o dolor del estómago por sufrir frío o otro motivo puede calentar y hacer masaje en este punto para aliviar sus síntomas.

5. Dolor de cabeza（头痛）: puntos Baihui（百会）(punto 2), Taiyang（太阳）(punto 29), Yintang（印堂）(punto 40), Fengchi（风池）(punto 7) y Lieque（列缺）(punto 15). Se puede añadir los puntos Sizhukong（丝竹空）(punto 25), Yuyao（鱼腰）(punto 42) y Cuanzhu（攒竹）(punto 45).

6. Mareo（头晕）: puntos Baihui（百会）(punto 2), Fengchi（风池）(punto 7) y Taiyang（太阳）(punto 29). Se puede añadir los puntos Sizhukong（丝竹空）(punto 25), Yuyao（鱼腰）(punto 42) y Cuanzhu（攒竹）(punto 45).

7. Hipertensión e hipertensión con dolor de cabeza o mareo（血压高，头痛，头晕）: Además de tomar medicinas, se puede hacer masajes en estos puntos: Hegu（合谷）(punto 11), Quchi（曲池）(punto 17), Neiguan（内关）(punto 16), Fengchi（风池）(punto 7), Baihui（百会）(punto 2), Yintang（印堂）(punto 40), Zusanli（足三里）(punto 48), Taichong（太冲）(punto 27).

   Si tiene dolor de cabeza o mareo se puede añadir los puntos de Sizhukong（丝竹空）(punto 25), Yuyao（鱼腰）(punto 42), Cuanzhu（攒竹）(punto 45) y Taiyang（太阳）(punto 29).

   Aplicando masaje en estos puntos se favorece a bajar la presión arterial y aliviar el dolor y el mareo. Sobre todo, aquellas personas que padecen de hipertensión por razones emocionales (ira, cólera, tristeza excesiva) deben activar estos puntos con el masaje para bajar la presión arterial, y también para prevenir la hipertensión.

8. Faringitis（咽炎）, voz ronca（嗓子哑）, dolor de garganta（嗓子疼）, puntos Hegu（合谷）(punto 11), Chize（尺泽）(punto 3), y Shaoshang（少商）(punto 22) y Dayuji（大鱼际）(punto 5).

   Modos de hacer el masaje:

1) Frotar por diez minutos el punto Dayuji (punto 5) de una mano sobre el mismo punto de la otra. Este masaje tiene otra modalidad: en vez de frotar, se puede golpear varias veces un punto contra el otro, también por diez minutos. La operación debe hacerse una o dos veces al día, según el tiempo disponible.

   Yuji（鱼际）que contiene el punto de Dayuji（大鱼际）(punto 5) y el punto de Xiaoyuji（小鱼际）(punto 35) pertenecen al Meridiano del Pulmón (taiyin) del brazo. Hacer masaje en este punto puede depurar el fuego de Pulmón favoreciendo a prevenir y curar el resfriado, tales como el tos y el dolor de la garganda, sobre todo cuando el clima está seco es aconsejable frotar este punto varias veces al día. Además, excitar este punto facilita a promover la circulación de la sangre, a aliviar las afecciones del corazón y beneficia a los niños malnutricionales o cuyo funcionamiento del estómago no está bien.

2) Este masaje se hace, primero en una mano y después en la otra. Consiste en presionar con el dedo pulgar de una mano el punto Dayuji (punto 5) de la otra y deslizarlo desde la raíz del pulgar hacia abajo hasta la raíz de la palma de la mano. La operación debe repetirse entre tres y cinco minutos, antes de hacer lo mismo con la otra mano. Aplicación recomendada: una o dos veces al día. Este masaje también favorece la prevención y el tratamiento del resfriado.

3) Ubicar el punto Shaoshang (punto 22) uniendo el índice y el pulgar tanto de una como de la otra mano, de modo que la uña de cada pulgar haga una fuerte presión en un nivel soportable sobre el punto mencionado. La operación debe durar entre uno y dos minutos. Unas veces al día dependiendo del tiempo disponible.

9. Insuficiencia renal（肾虚）: puntos Baihui（百会）(punto 2), Shenshu（肾俞）(punto 23), Zhishi（志室）(punto 47).

    Además de masajear el punto Baihui (punto 2), aplicar masajes en los dos puntos Shenshu (punto 23) y Zhishi (punto 47) entre treinta y cincuenta veces o más al día, según la lámina del documento anexo del libro. Como en casos anteriores, antes de hacer la operación, hay que calentar las dos manos frotándolas entre sí.

    Otro medio consiste en aplicar un masaje en el punto Yongquan（涌泉）(punto 37), según lo indicado en el capítulo sobre "Masaje en la planta de los pies".

10. Disgusto（生气）o Cólera（发怒）: puntos Taichong（太冲）(punto 27), Yanglingquan （阳陵泉）(punto 38) y Shenmen（神门）(punto 20) y Hegu (punto 11). Un método sencillo: Hacer masaje en puntos Taichong (punto 27) y Hegu (punto 11) un minuto cada vez y dos veces al día.

    Se puede presionar con fuerza el punto Laogong (punto 14) con movimiento rotativo entre treinta segundos y un minuto. Más tarde, frotar los cinco dedos desde el punto Laogong (punto 14) hasta la punta de todos los dedos. Con esto podrá aliviar y prevenir algunas enfermedades causadas por cólera, ira, etc.

11. Insomnio（失眠）: puntos Yintang（印堂）(punto 40), An-mian（安眠）(punto 1) y Sishencong（四神聪）(punto 26) y Shenmen（神门）(punto 20).

    Es aconsejable hacer respiración abdominal nueve veces o más al acostarse. Según la medicina china, este método puede activar la circulación sanguínea y armonizar el funcionamiento de los órganos del cuerpo, favoreciendo el tratamiento del insomnio.

12. Taquicardia（心慌）: puntos Neiguan（内关）(punto 16), Shenmen（神门）(punto 20), Daling（大陵）(punto 50) y Laogong（劳宫）(punto 14), cuyo método es igual que se menciona arriba.

13. Estreñimiento（便秘）: puntos Tianshu（天枢）(punto 30), Fenglong（丰隆）(punto 9), Zhigou（支沟）(punto 44) y otros dos puntos (puntos de experiencia), más arriba siguiendo la línea del punto Zhigou（支沟）(punto 44), a una distancia que se mide poniendo juntos, en forma horizontal, los dos dedos índice y medio del mismo paciente. En la lámina de Neiguan (punto 16) indica cómo medir esa distancia.

Se puede hacer movimientos rotatorios con la palma de la mano siguiendo la dirección de las agujas del reloj; en el vientre, o sea, en el ombligo y su rededor, cada vez, entre 5 y 10 minutos, por mínimo, 200 veces; una o dos veces al día. Se aconseja hacer este masaje una hora después de comer. No es recomendable para las mujeres en menstruación ni para las embarazadas.

14. Diarrea（腹泻）: puntos Tianshu（天枢）(punto 30), Yinlingquan（阴陵泉）(punto 39) y Shangjuxu（上巨虚）(punto 24).

15. Diabetes（糖尿病）: puntos Yintang（印堂）(punto 40), Yinlingquan（阴陵泉）(punto 39), Taixi（太溪）(punto 28) y Xuehai（血海）(punto 36). Excitar estos puntos con frecuencia favorece la secreción de insulina.

Además, se puede hacer masaje en los puntos Yinlingquan（阴陵泉）(punto 39) y Sanyinjiao（三阴交）(punto 19). Ambos pertenecen al Meridiano del Bazo (taiyin) de la pierna. Según la medicina china, los diabéticos tienen insuficiencia del Bazo. Es aconsejable hacer masaje en estos dos puntos y frotar el meridiano entre estos dos puntos todos los días, con lo que se favorece el tratamiento de la diabetes, de la hipertención, de las enfermedades del riñón, de males ginecológicos, etc.

16. Para aliviar la presión espiritual o tensión nerviosa, especialmente en momentos de exámenes o en ambientes con una atmósfera tensa, los puntos Daling（大陵）(punto 50), Yintang（印堂）(punto 40), Baihui（百会）(punto 2) y Laogong（劳宫）(punto 14). (Líneas arriba, se ha indicado algunos métodos especiales del masaje en Baihui（百会）(punto 2) y en Laogong（劳宫）(punto 14).

17. Dolor de muelas（牙疼）: puntos Hegu（合谷）(punto 11), Jiache（颊车）(punto 13) y Xiaguan（下关）(punto 33).

A propósito del dolor de los dientes, por ejemplo, el dolor de muelas, una dolencia común, la medicina tradicional china también ofrece respuestas singulares. El acupuntor Ji explicó:

Generalmente, las muelas no causan molestias. La aparición del dolor está relacionada con el fuego interior del organismo y éste puede deberse a diversas causas: demasiado cansancio, la sequedad del ambiente, tomar poca agua, etc. La acupuntura puede eliminar el fuego interior y quitar el dolor. Con solo pinchar algunas agujas en el lugar adecuado, el dolor podrá desaparecer rápidamente.

Pero, los dedos de la mano, al no producir un estímulo tan fuerte, no son igual de efectivos que unas agujas. En este caso, la eficacia del masaje no es tan buena como la acupuntura. Caso de optar por aquel, debe aplicarse con un nivel de fuerza intensa aunque soportable, para aproximarse al estímulo de la aguja. Además, si se prolonga el tiempo del masaje y se aplica varias veces al día, aumentan las probabilidades de una rápida mejoría.

El doctor Ji agregó que si el dolor sea producido por los dientes cariados debería ir al dentista.

18. Renitis alérgica (过敏性鼻炎) : Puntos Hegu (合谷)(punto 11), Yingxiang (迎香)(punto 41), Yintang (印堂)(punto 40), Fengchi (风池)(punto 7) y Baihui (百会)(punto 2).

19. Un poco de borrachera (轻度醉酒) : Puntos Neiguan (内关) (punto 16), Dayuji (大鱼际) (punto 5) y el punto de experiencia que se encuentra en el centro del lóbulo de la oreja.

¿ Cómo se aplica el masaje? Presionando el punto de Dayuji (punto 5) de la mano derecha (cerca de la raíz de la palma) hacer movimientos rotatorios con la yema del dedo pulgar de la mano izquierda. Luego, presionando el punto de Neiguan (punto 16) de la mano izquierda, hacer movimientos rotatorios con la yema del dedo pulgar de la mano derecha. Al aplicar masaje en este punto, debe hacerse con fuerza moderada entre uno y 3 minutos cada vez. Si nota malestar en el corazón se puede aplicar este masaje varias veces, en sesiones de tres minutos cada vez. Cada tres minutos, se debe descansar un minuto.

Otro buen remedio para el alivio: Pellizcando (pinzando) el punto situado en el centro del lóbulo de la oreja con la yema del dedo pulgar y del índice de la mano, restregando con fuerza unos minutos cada vez para excitarlo. Además, el doctor Ji Dianshun explica que si se pincha este punto con una aguja esterilizada saldrá dos o tres gotas de sangre y se recuperará más pronto.

LOS MASAJES: CÓMO HACERLOS

Antes de aplicar masajes es conveniente localizarse bien los puntos. ¿Cómo se localizan los puntos? Al presionar un punto con la yema de los dedos de la mano, en la parte más sensible se halla el punto.

1. Se recomienda presionar un punto con la yema o la uña de un dedo (puede ser el pulgar, el índice o el medio), con el puño o con el borde inferior de la palma de la mano donde se halla el área del punto Xiaoyuji (punto 35). Una vez presionado el punto elegido, hacer movimientos rotatorios suavemente siguiendo la dirección de las agujas del reloj, treinta y seis veces o más. Luego, hacer el mismo movimiento pero en sentido contrario, sin dejar de presionar el mismo punto, otras treinta y seis veces o más. (按压法: 在穴位上顺时针和逆时针揉)

2. Para empezar esta otra modalidad de masaje, presionar fuertemente con la yema o la uña del dedo cualquier punto del cuerpo durante unos segundos; luego, dejar de presionar levantando el dedo y repetir la operación con intervalo de 3 o 5 segundos, dependiendo de la necesidad y del tiempo disponibe. (点揉法)

3. Los dedos de la mano, al no producir un estímulo tan fuerte, no son igual de efectivos que unas agujas. En este caso, la eficacia del masaje no es tan buena como la acupuntura. Caso de optar por aquel, debe aplicarse con un nivel de fuerza intenso aunque soportable, para aproximarse al estímulo de la aguja, sobre todo, en los puntos más lejanos, tales como los puntos de la mano, del pie y de los cuatro miembros, menos el punto Neiguan (punto 16). Al tener sensaciones acupunturales de calor, de acidez, de tumefacción, de entumecimiento, es

decir, con una sensibilidad similar a la de un leve calambre, la eficacia mejorará. Además, si se prolonga el tiempo del masaje y se aplica varias veces al día, aumentan las probabilidades de una rápida mejoría.

4. En este otro tipo de masaje se pueden utilizar pequeños instrumentos tales como palillos, mangos de cepillo de dientes, mangos de cuchara de porcelana, pequeños palos suaves, rollos preparados con periódicos u otros papeles para tocar ligeramente los puntos (se puede ver al final de este capítulo tres fotos con los pequeños instrumentos a título de ejemplo que los chinos utilizan a menudo).

5. Generalmente, se aconseja aplicar masajes en cada punto señalado entre uno y tres minutos o más, incluso hasta diez o veinte minutos; pero, por mínimo, treinta y seis veces. Y una o dos veces al día, por la mañana y por la noche, dependiendo de la necesidad y del tiempo disponible.

6. Cuando se aplica masajes en los puntos indicados del cuerpo tales como del brazo, de la pierna, de la oreja, de la cintura, etc. después de terminar con el punto indicado de un lado se debe pasar al otro porque la mayoría de los puntos son simétricos.

El doctor Ji Dianshun sostiene que este tratamiento de masajes, utilizando las manos en lugar de insertar agujas en los puntos acupunturales, o sea, excitando estos puntos, ayuda a prevenir y a curar ciertas afecciones que se presentan en la vida cotidiana; sobre todo, en algunos casos imprevistos. No obstante, pone especial énfasis al recomendar a todos los lectores: Acudir sin pérdida de tiempo al médico cuando la enfermedad sea grave.

Finalmente, el doctor Ji Dianshun considera que el organismo humano posee una gran capacidad de autorregulación. Así, excitarlo desde fuera del cuerpo puede maximizar su capacidad potencial, con una eficacia que podrá superar a la medicina en muchos casos. Por otra parte, es un remedio con un alto nivel ecológico.

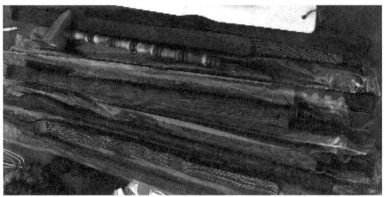

图 1

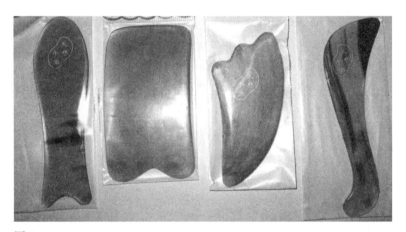

图 2

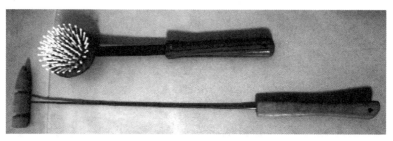

图 3

GRÁFICAS DE LA UBICACIÓN DE LOS PUNTOS DE LA ACUPUNTURA

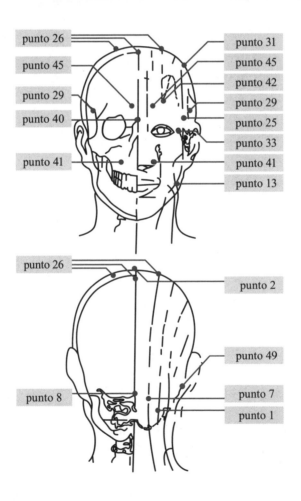

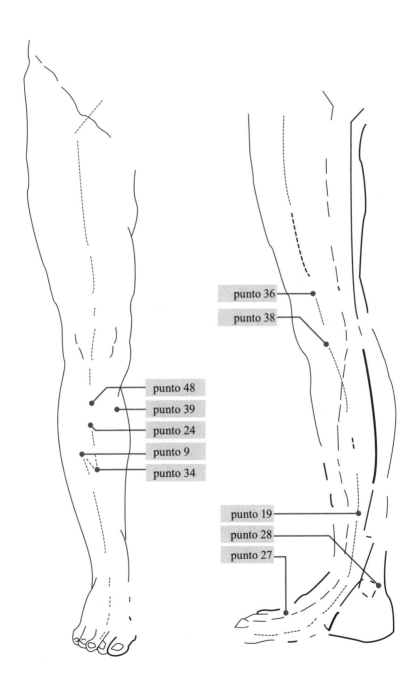

punto 36
punto 38
punto 48
punto 39
punto 24
punto 9
punto 34
punto 19
punto 28
punto 27

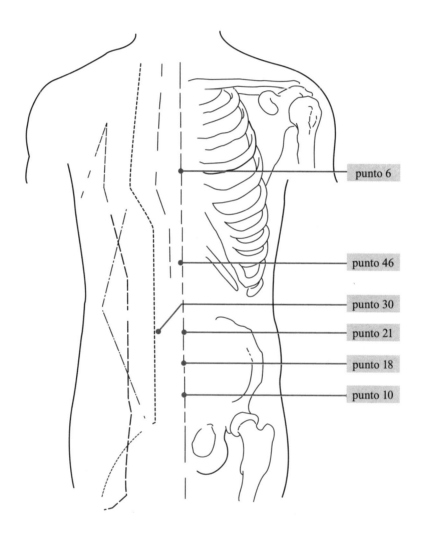

punto 6

punto 46

punto 30

punto 21

punto 18

punto 10

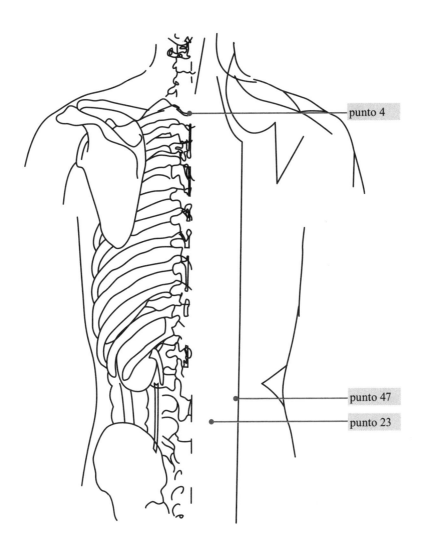

punto 4

punto 47

punto 23

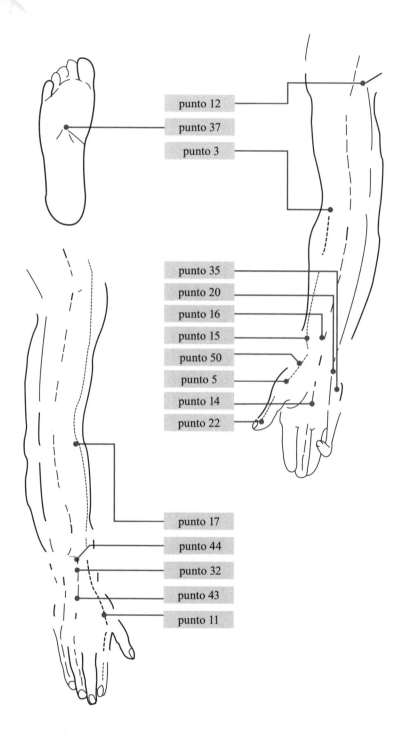

punto 12

punto 37

punto 3

punto 35

punto 20

punto 16

punto 15

punto 50

punto 5

punto 14

punto 22

punto 17

punto 44

punto 32

punto 43

punto 11

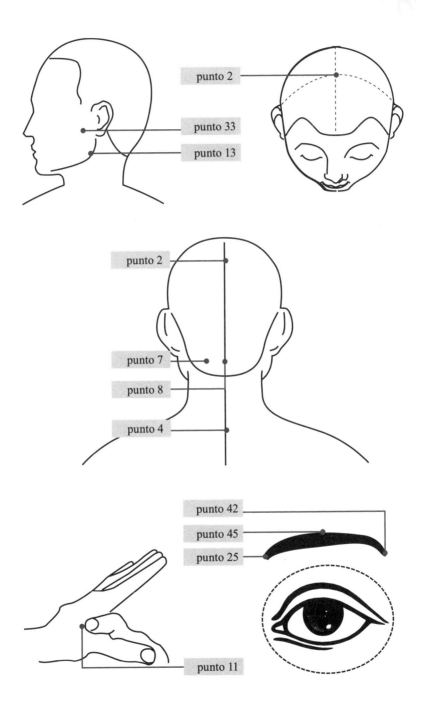

punto 2

punto 33

punto 13

punto 2

punto 7

punto 8

punto 4

punto 42

punto 45

punto 25

punto 11

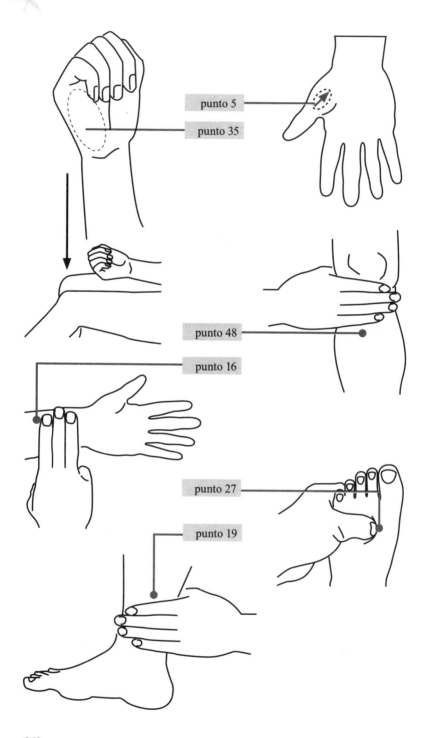

punto 5

punto 35

punto 48

punto 16

punto 27

punto 19

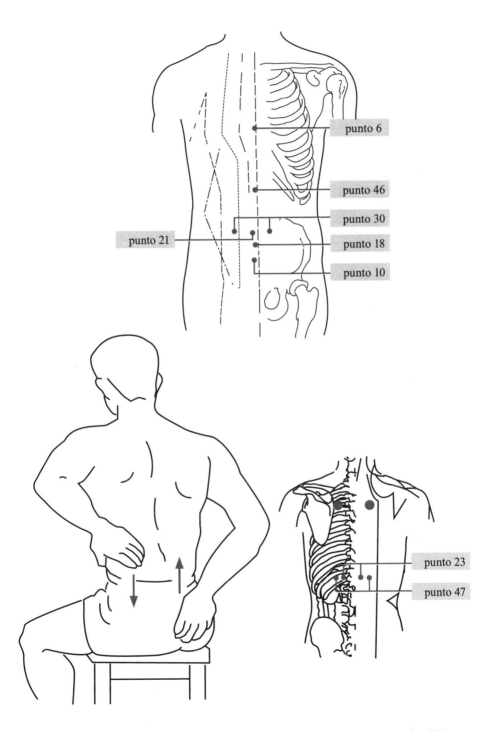

punto 6

punto 46

punto 30

punto 18

punto 21

punto 10

punto 23

punto 47

NUMERACIÓN DE LOS PUNTOS ACUPUNTURALES DEL PRESENTE LIBRO

Anmian	安眠	punto 1	**Baihui**	百会	punto 2
Chize	尺泽	punto 3	**Dazhui**	大椎	punto 4
Dayuji	大鱼际	punto 5	**Danzhong**	膻中	punto 6
Fengchi	凤池	punto 7	**Fengfu**	风府	punto 8
Fenglong	丰隆	punto 9	**Guanyuan**	关元	punto 10
Hegu	合谷	punto 11	**Jiquan**	极泉	punto 12
Jiache	颊车	punto 13	**Laogong**	劳宫	punto 14
Lieque	列缺	punto 15	**Neiguan**	内关	punto 16
Quchi	曲池	punto 17	**Qihai**	气海	punto 18

Sanyinjiao	三阴交	punto 19	Shenmen	神门	punto 20
Shenque	神阙	punto 21	Shaoshang	少商	punto 22
Shenshu	肾俞	punto 23	Shangjuxu	上巨虚	punto 24
Sizhukong	丝竹空	punto 25	Sishencong	四神聪	punto 26
Taichong	太冲	punto 27	Taixi	太溪	punto 28
Taiyang	太阳	punto 29	Tianshu	天枢	punto 30
Touwei	头维	punto 31	Waiguan	外关	punto 32
Xiaguan	下关	punto 33	Xiajuxu	下巨虚	punto 34
Xiaoyuji	小鱼际	punto 35	Xuehai	血海	punto 36
Yongquan	涌泉	punto 37	Yanglingquan	阳陵泉	punto 38
Yinlingquan	阴陵泉	punto 39	Yintang	印堂	punto 40
Yingxiang	迎香	punto 41	Yuyao	鱼腰	punto 42
Yangchi	阳池	punto 43	Zhigou	支沟	punto 44
Cuanzhu	攒竹	punto 45	Zhongwan	中脘	punto 46
Zhishi	志室	punto 47	Zusanli	足三里	punto 48
Rutu	乳突	punto 49	Daling	大陵	punto 50